一推就好 ③

儿童篇

张 宇 李春英 著

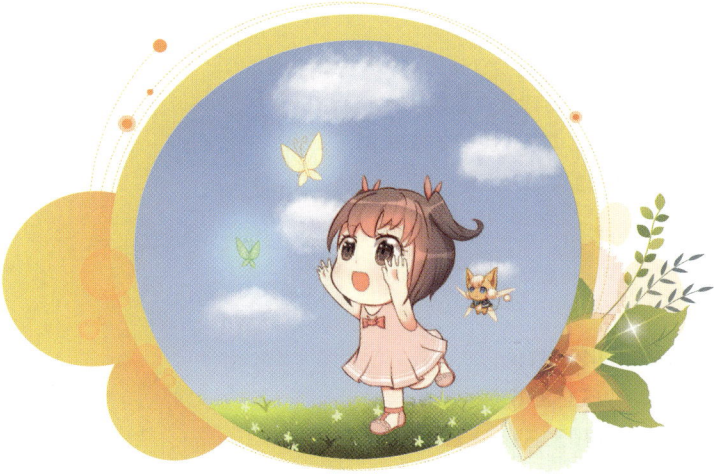

全国百佳图书出版单位
中国中医药出版社
·北京·

图书在版编目（CIP）数据

一推就好.3，儿童篇/张宇，李春英著.—北京：
中国中医药出版社，2023.11
ISBN 978-7-5132-7679-5

Ⅰ.①一… Ⅱ.①张… ②李… Ⅲ.①小儿疾病—推
拿 Ⅳ.① R244.1

中国版本图书馆 CIP 数据核字（2022）第 110629 号

中国中医药出版社出版

北京经济技术开发区科创十三街 31 号院二区 8 号楼
邮政编码　100176
传真　010-64405721
河北新华第二印刷有限责任公司印刷
各地新华书店经销

开本 787×1092　1/16　印张 12.5　字数 154 千字
2023 年 11 月第 1 版　2023 年 11 月第 1 次印刷
书号　ISBN 978-7-5132-7679-5

定价　68.00 元
网址　www.cptcm.com

服 务 热 线　**010-64405510**
购 书 热 线　**010-89535836**
维 权 打 假　**010-64405753**

微信服务号　**zgzyycbs**
微商城网址　**https://kdt.im/LIdUGr**
官 方 微 博　**http://e.weibo.com/cptcm**
天猫旗舰店网址　**https://zgzyycbs.tmall.com**

如有印装质量问题请与本社出版部联系（010-64405510）

前言

在成功出版推拿系列著作《一推就好：张宇小儿推拿速效秘方集》《一推就好2：成人篇》的基础上，策划出版《一推就好3：儿童篇》。本书是专为宝爸宝妈们打造的育儿宝典，帮助解决孩子从新生儿、婴幼儿、学龄儿童阶段到青春期的成长难题。

你必须知道的育儿知识尽在本书中。很多妈妈感慨孩子难养，吃得好、吃得饱、穿得暖，天天风吹不着、雨淋不着的，怎么总是生病呢？奶奶心疼，姥姥发愁，妈妈备受煎熬，为了让孩子健康，你这么养，我那么养，意见不一致，全家吵翻了天，宝宝一有病，全家乱成一锅粥，原因在哪呢？无外乎就是生活细节不知道、没做好。

为了解决宝贝和家长的困苦，本书帮你捋顺思路，告诉你正确的喂养办法和必知的健康常识，细到一点一滴。针对喂养过程中遇到的难点，本人还编创了顺口溜：痘疹病毒体内憋，零食吃多伤脾胃，鱼虾吃出毒素存，肉食多吃生痰饮，油炸食品耗肝血，夜宵脾胃首先伤，穿得太暖火上冲，运动太少血不动，抗生素过用杀免疫，病后不懂调养用，喂养方式雪加霜，食物吃得热上攻，体寒多食瓜果凉，脾胃坏了全身病，病无休止毁人生。

与此同时，本书教会你如何辨证，孩子的常见健康问题如何处理，不打针、不吃药，如何通过推拿方法缓解病痛，恢复孩子的健康。娃娃养好了，喜上眉梢了，没有焦虑了，全家和和美美、顺顺利利地走在人生大道上。你们过得开心了，我也一样很开心，喜悦、激动、感恩，用我的经验来帮助你们，我们——永远在一起。

本书较先前出版的著作增加了新的手法，如三焦穴补、泻、双补法，肝木穴补、泻、双补法，心火穴补、泻、双补法，三关穴补、泻、双补法，六腑穴补、泻、双补法等。同一个穴位，推不同的方向，解决同一疾病不同的证候表现（寒证或热证）。一推就好，体会用对穴位的神奇！

做好推拿调理的三个关键点是辨好三种证型，即寒证、热证、阴虚证。只要弄明白这三种证型，万变不离其宗，用对这三种证型的穴位，配合饮食调理，阴阳平衡，就能保持健康。

"一方多用，同病异方"推拿法不仅适用于成人，也适用于孩子，包括青春期的孩子们。人体经络出现问题，阴阳失衡，进而出现各种健康问题，也会导致孩子心情上、思想上的偏离，甚至走极端。让穴位入经，纠偏归位，配合使用食疗方、经验方，使阴阳平衡，才是孩子茁壮成长的健康密码。

为了不让穴方号重复而出现混乱，编排规律是：1～117号穴方是本人课堂上教授的穴方；118～420号穴方分布在本人的6本著作当中。

因为每个人的能力不同，也因所处环境及患病因素不同，本书不能保证所有人都能完全掌握方法并应用正确。重症、急症、危症患者请及时到医院就诊，待病情平稳后再用推拿调理，或医院常规治疗与推拿调理相结合。推拿调理是绿色疗法，可促进人体阴阳平衡，有益健康。

书中所有的穴位图、漫画都由我女儿夏昊萱亲自设计、执笔，希望家长们可以更好地学习健康妙法，同时带给你和宝宝全新的视觉感受。

本书如有错误或纰漏之处，望大家指教。感恩有缘相聚，共同学习"推拿"这一古人智慧结晶，把中医药这一祖先留给我们的财富传承好！

张宇

2023年9月

目录

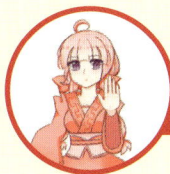

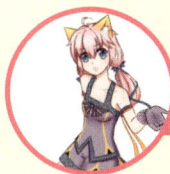

预防调摄篇·喂养　　/ 87

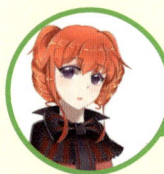

增强五脏六腑功能篇 / 141

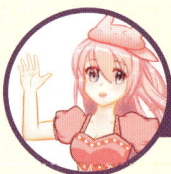

常见问题食物调理篇　　163

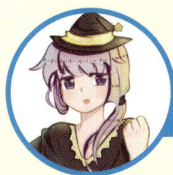

基础知识篇

友情提示

本书所述方法用于日常保健调理，未病先防，如需治疗请在医师的指导下进行，遇到紧急情况请及时送医。

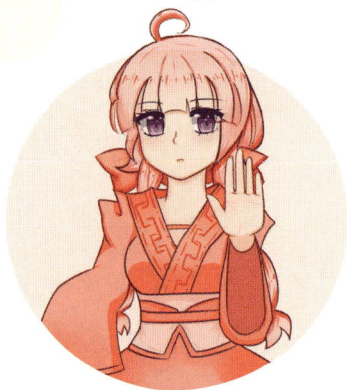

✏️ 推拿为什么会有用

人为什么会生病？古人早就告诉我们答案了，那就是饮食、情志、外邪、过劳、外伤等原因，导致身体经络、五脏六腑气血空虚、紊乱，各种各样的病就来了。

推拿穴位作用于气和血，可升可降，可补可泻，可通可利，可开可敛，可消可长，可增可减，从头到脚，从里到外，无处不至，所以知道了病因，对证推拿调理，就会有用。

✏️ 六种推拿手法

张宇小儿推拿只有 6 种手法，即揉法、推法、搓法、分法、运法、梳法。

☀️ 揉 法

揉法，即用拇指、食指或中指指腹按住某一穴位，不离开穴位本身，带动穴位处的皮肤、脂肪、肌肉等揉动，做左右、上下揉或顺、逆时针方向旋转。比如，揉新小横纹、揉一窝风、揉小天心、揉二人上马、揉总筋、揉合谷、揉二扇门、揉精宁、揉肾纹、揉新阳池、揉外劳宫等。

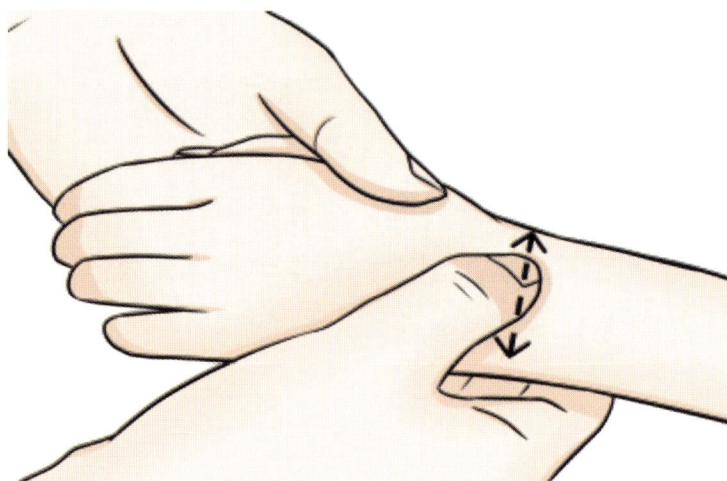

扫码看视频

拇指揉法

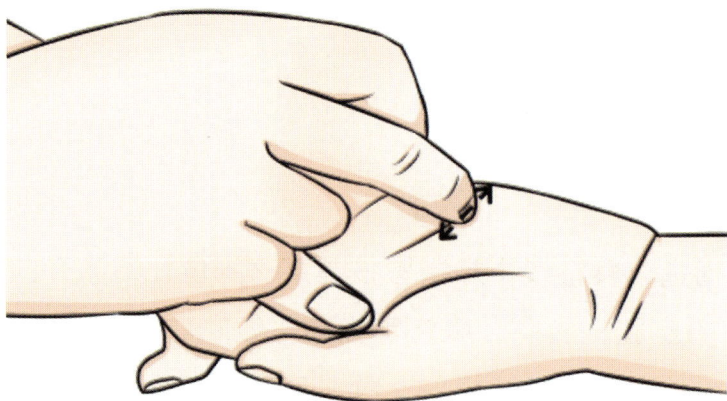

扫码看视频

中指揉法

✸ 推 法

推法，即用单指面或多指面着力于穴位上，做直线运动的手法。推法有补虚、提气、祛火、消炎、平衡水液等功能。

推法可分为三种：

（1）补法：向心推，由末端向身体方向推（天河水穴除外）。例如，推补肾水穴、推补肺金穴、推补大肠穴、推补新板门穴、推补上三关穴、推补脾土穴、推补小肠穴、上推七节骨、上推腹等。

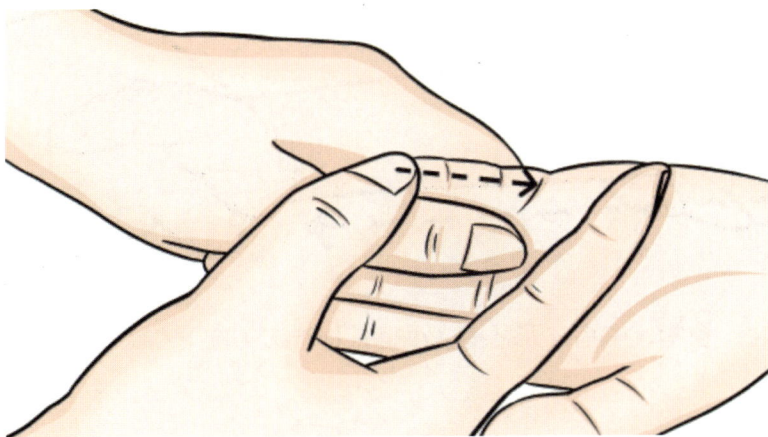

拇指推法（推补肾水穴）

扫码看视频

（2）**泻法**：离心推，由身体向末端推。例如，推下六腑穴、推新泻天河水穴、推泻大肠穴、推泻小肠穴、推泻肺金穴、推泻新板门穴、推泻脾土穴、推泻新四横纹穴、下推七节骨、下推胸腹等。

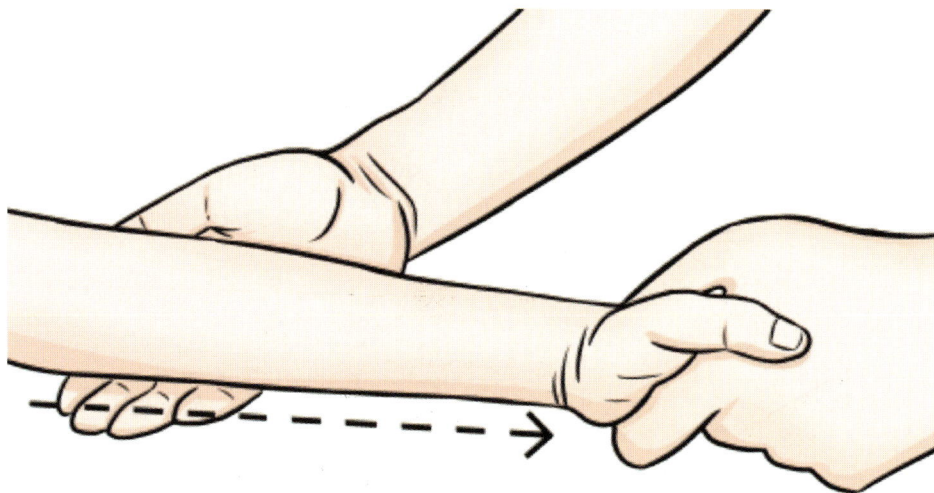

食指、中指、无名指、小指并拢推法（推下六腑穴）

扫码看视频

（3）**双补法**：有轻微的清热作用，也有轻微温补的作用，阴阳双补，通常没有病时可以用来保健。即来回推（天河水穴例外，其向心推为祛热法）。

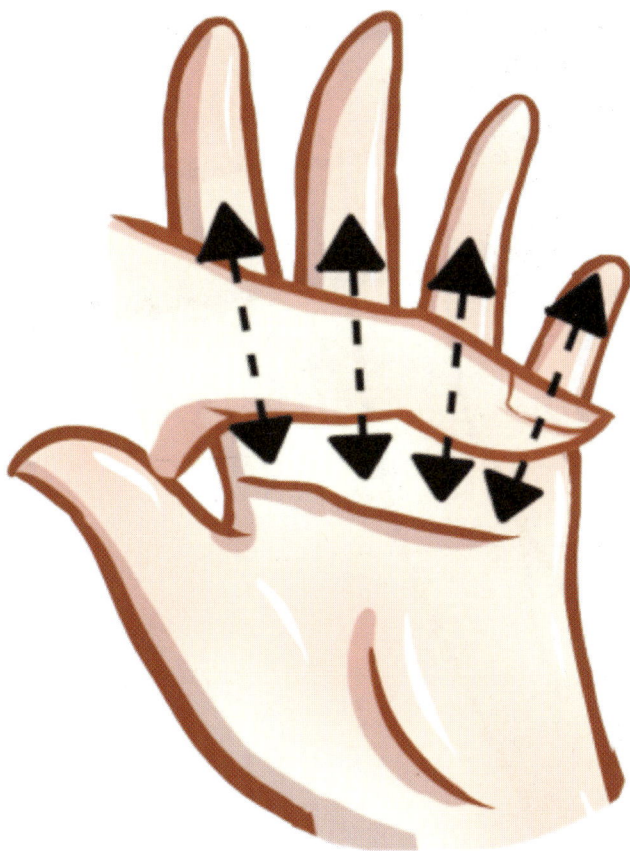

拇指和第一掌骨并用的推法（双补新四横纹穴）

扫码看视频

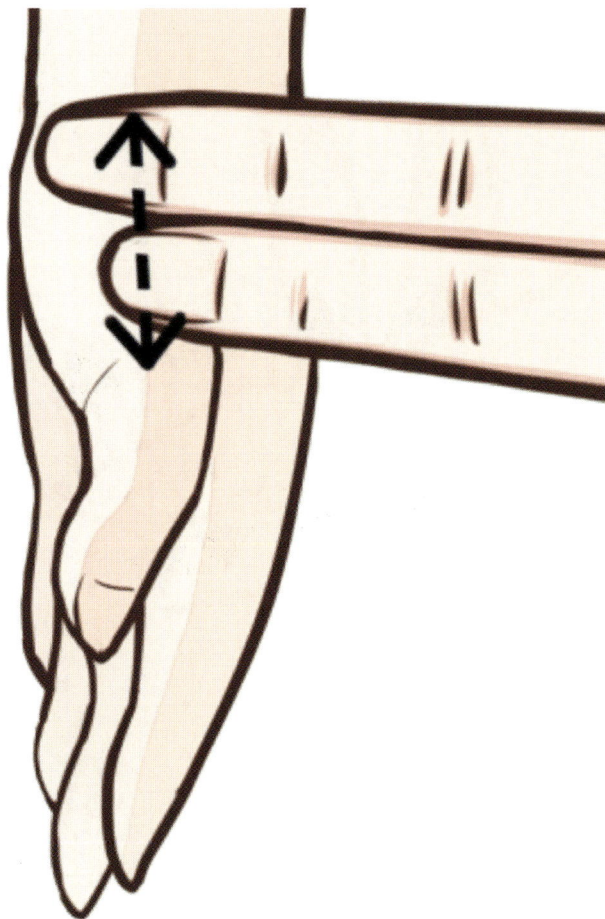

食指和中指并用的推法（双补新板门穴）

扫码看视频

❋ 搓 法

　　搓法，是用单手掌或双手掌放于皮肤表面反复摩擦的手法。例如，横搓胸、横搓腹、横搓背、横搓腰、横搓腰骶、上下来回搓腰背、上下来回搓四肢等。搓法可以补气、补血、活血、增加能量。

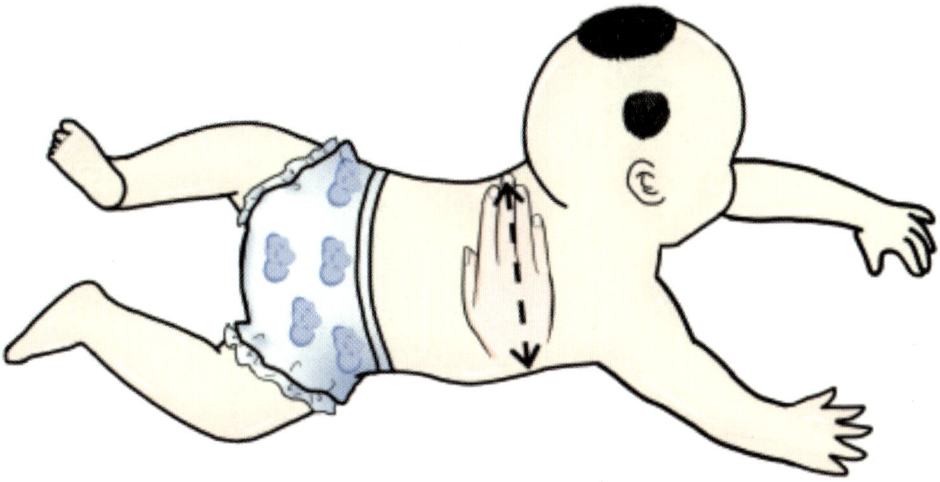

搓法一

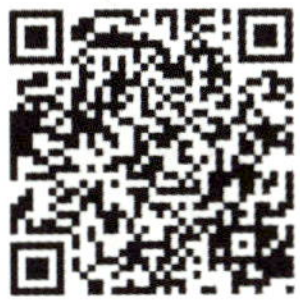

扫码看视频

搓法二

扫码看视频

搓法三

扫码看视频

☀ 分 法

　　分法，即用两手拇指指腹由选定的穴位向两侧平行分推，比如分推阴阳穴；或用一侧拇指指腹由选定的穴位向单侧平行分推，比如分推阳穴或分推阴穴；或用双手掌面平行向两边分推，比如分推前胸、分推后背等，反复操作。分法可以行气、化瘀、通经络等。

扫码看视频

拇指分推法（分推阴阳穴）

扫码看视频

双手掌分推前胸

✳ 运 法

　　运法，即用推拿者的左手端平被推拿者的左手（通常以推拿左手为例来讲述，如果用右手，穴位操作方向是反着的），用推拿者的右手拇指指腹，从某一穴位开始，比如内八卦穴，做弧形或环形运动至另一穴位，反复循环操作，运八卦穴时中间不要停，操作时间结束，在终止穴位处停下。一运调全身，八卦对应全身五脏六腑。但逆运、顺运有区分，需知晓。

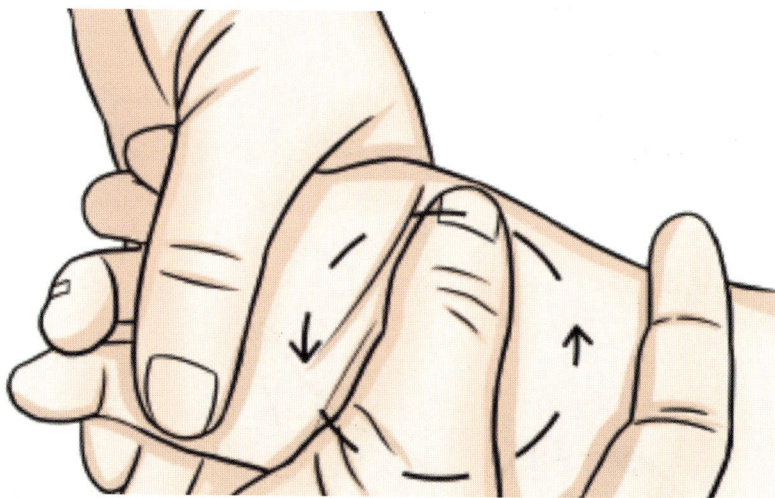

运法（逆运内八卦穴）

扫码看视频

✳ 梳法

梳法，即用十个手指指腹从头上前发际梳到后发际，再从后发际梳到前发际，来回梳，头两侧也是前后来回梳。用于调理头发早白、脱发、发质焦枯、不长头发、脑供血不足、大脑发育不好、脑血栓、脑出血后遗症（正在出血期忌用）、脑肿物、高血压、低血压等。

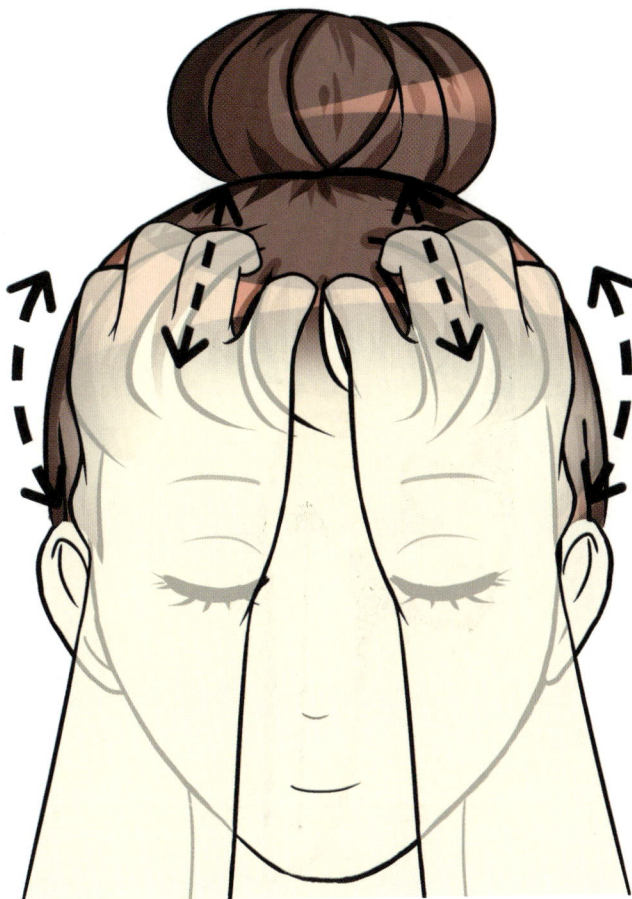

十指梳头法

扫码看视频

13

🖉 单穴的位置、作用及操作要领

☀ 大肠穴

　　大肠穴，在食指桡侧缘，自食指尖至虎口呈一直线。将食指和中指并拢，垂直于穴位操作。分补法、清法、泻法。

　　（1）补大肠：用于大肠虚寒腹泻，或大肠有寒便秘，肺寒咳嗽、喘等。向心推。

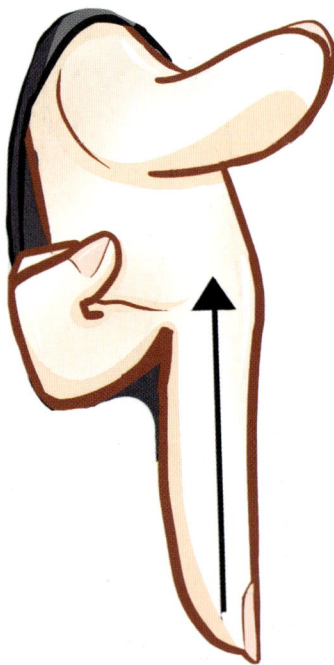

补大肠

扫码看视频

（2）**双补大肠**：止泻止咳，用于肺和大肠有点寒又有点热，阴阳两虚证。来回推。可以用来保健。

（3）**泻大肠**：用于肠热泄泻或肠热便秘，肺或大肠火旺，肺火咳喘，因热邪而致的痔疮或肠道肿物等。离心推。

扫码看视频

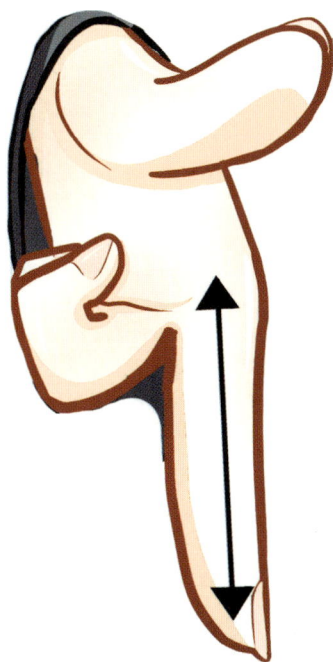

双补大肠

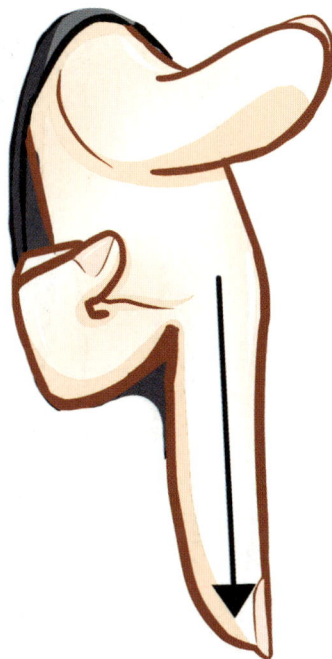

泻大肠

扫码看视频

❋ 二人上马穴

　　二人上马穴，手背无名指、小指掌指关节之间的凹陷中，在精宁穴上方约 1cm 处的凹陷处。刺激此穴可利尿、利水，补阴水，能把上焦"虚火"引到下焦。用中指指腹插进骨缝，按住皮肤顺时针揉或上下揉。

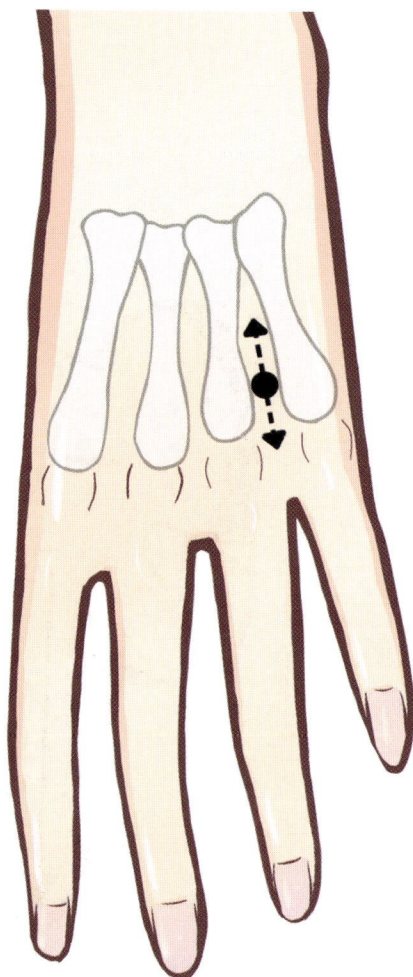

二人上马

扫码看视频

✳ 二扇门穴

　　二扇门穴，握拳，在手背中指指节最高点两侧的凹陷中（相当于山峰两侧的山凹）。适用于高热无汗、咳喘，或皮肤从不出汗、干燥粗糙等。发烧时汗多不退，或平时多汗者，不适合用此穴。用食指、中指指腹插进骨缝，同时按住穴位皮肤上下揉。

二扇门

扫码看视频

☀ 肺金穴

肺金穴，整个无名指手掌面。将食指和中指并拢，垂直于穴位操作。分补法、清法、泻法。

（1）补肺金： 用于肺阳虚，胃肠虚寒，阳气不足引起的咳喘、腹泻、便秘等。向心推。

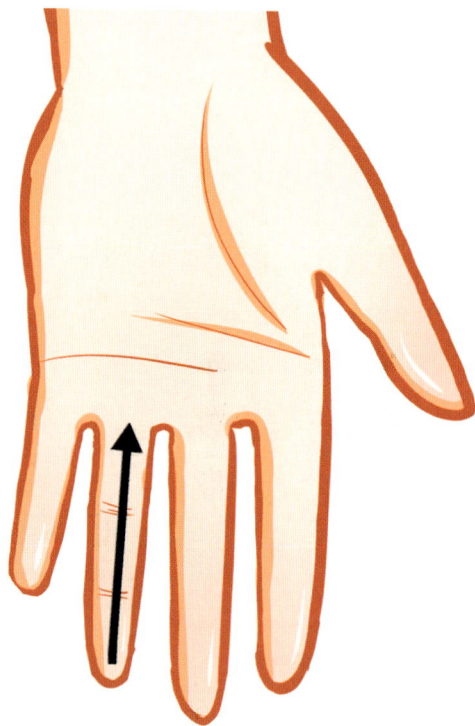

补肺金

扫码看视频

（2）**双补肺金**：用于肺和大肠阴阳两虚引起的咳嗽、口臭、肛裂等问题。来回推。没有症状时可以用来保健。

（3）**泻肺金**：用于肺和大肠热、发烧、热性便秘。功效：祛热止咳，利咽喉，降肺气、胃气、大肠气、肾气，化热痰。离心推。

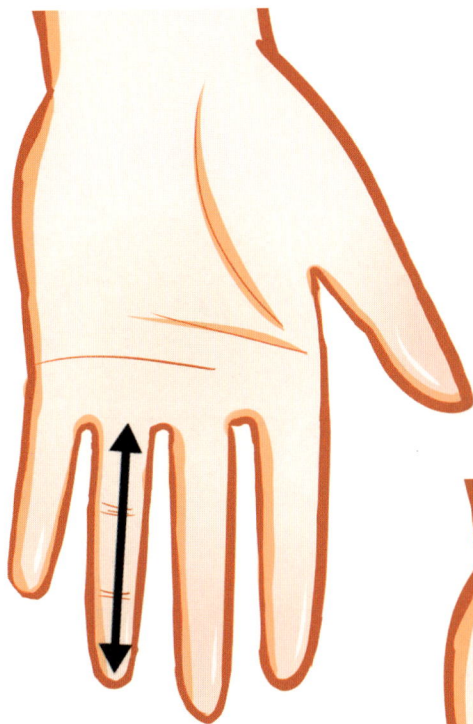

双补肺金

扫码看视频

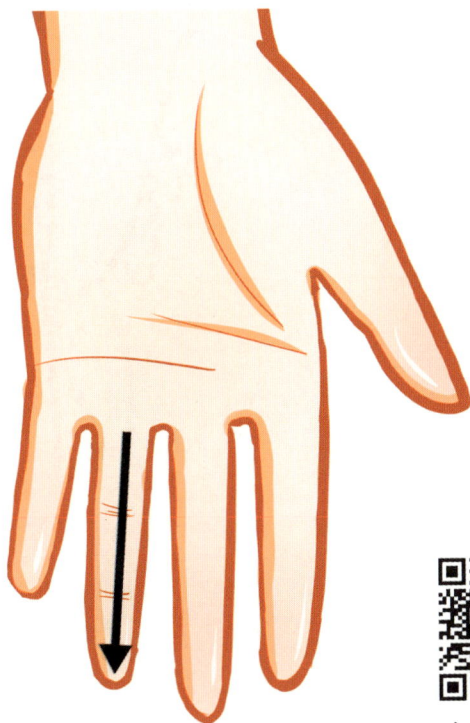

泻肺金

扫码看视频

☀ 合谷穴

合谷穴，在手背，第 1、2 掌骨之间的缝隙处。将拇指和食指并拢，骨缝处的肌肉最高点即是该穴。适用于因胃火旺引起的咳嗽、咽喉痛、呕吐、食欲不振、牙痛、大便干等症。对准穴位，用中指指腹插进骨缝，按住皮和肉，上下揉或顺时针揉。

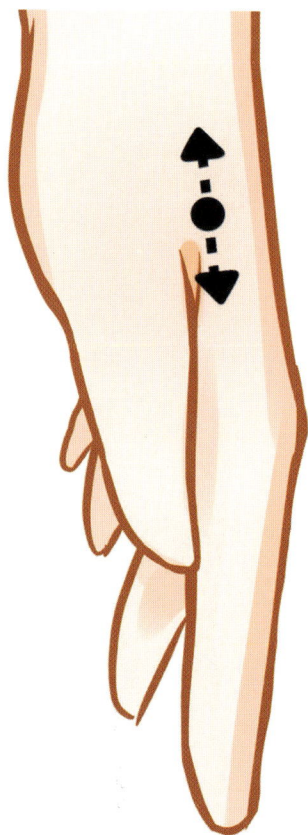

合谷

扫码看视频

✳ 精宁穴

　　精宁穴，在手背，第 4、5 掌指关节之间的缝隙凹陷处。功效：清肝热，化热痰，活血散瘀，破血。适用于眼睛出血、红肿疼痛干涩、流泪、眨眼、胬肉、白内障、玻璃体混浊、肝胆肿物等。用中指指腹插进骨缝，按住穴位皮肤上下揉。

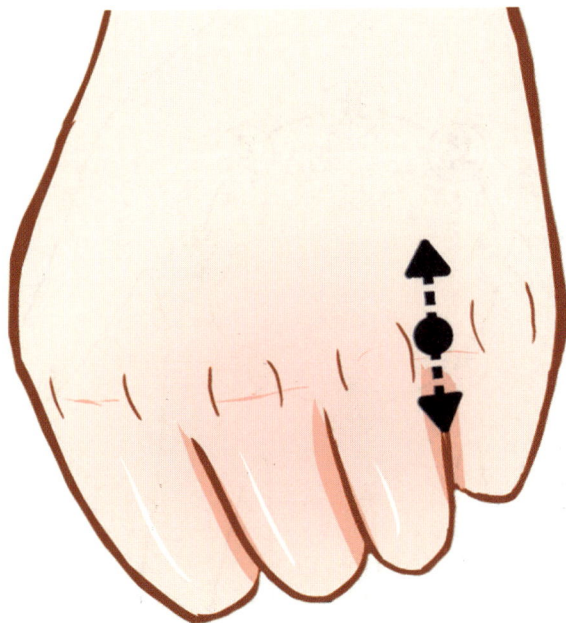

精宁

扫码看视频

✳ 内八卦穴

内八卦穴，在手掌面，从手掌心起，以圆心至中指指根横纹约 2/3 长度为半径做圆形运动，八个卦区即在此圆圈上，分别是乾、坎、艮、震、巽、离、坤、兑。有顺运八卦、逆运八卦之分。

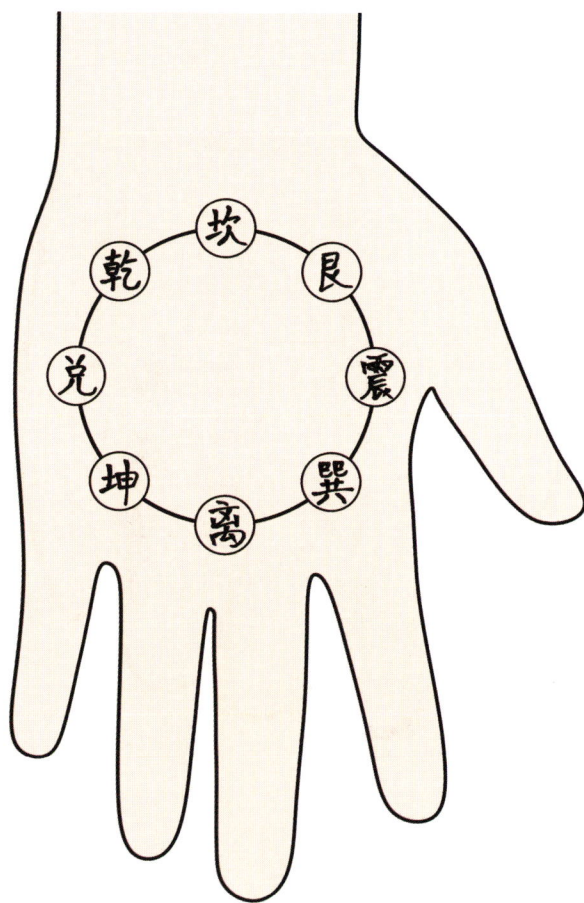

内八卦

（1）**顺运内八卦**：提气，用于阳气不足引起的腹泻、心慌气短、疲乏无力、食欲亢进、阳气下陷而致脏腑下垂等。体内有火者不能用。用拇指指腹由乾卦起，顺时针方向连续运转，中间不要停顿，最后结束时停止在兑卦。如下图所示，从蓝点乾卦起，按照蓝线顺时针方向连续不停画圆，最后在终点（红点兑卦）停下。

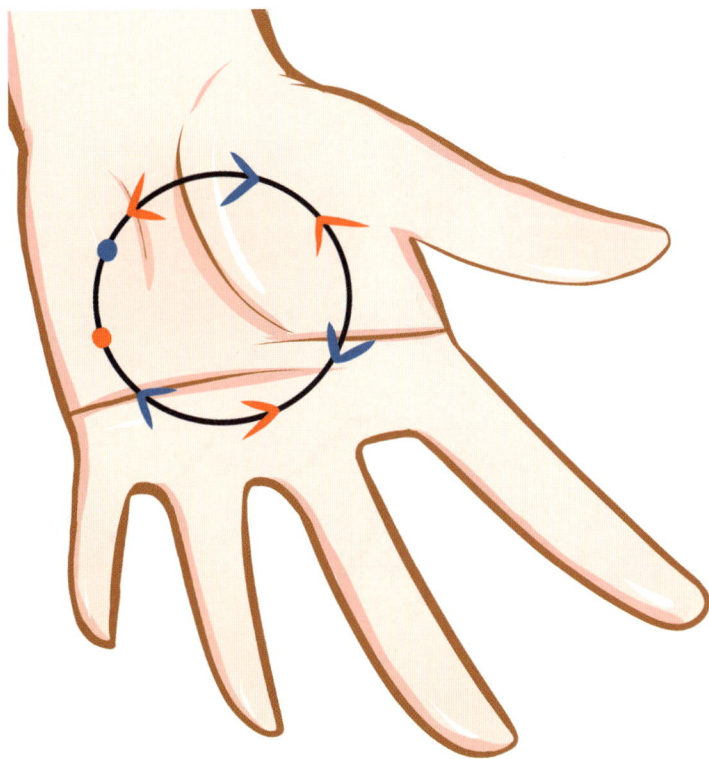

顺运内八卦

扫码看视频

（2）**逆运内八卦**：降气，用于体内火大气逆引起的咳嗽、痰多、喘、呕吐、厌食等。用拇指指腹由兑卦起，逆时针方向连续运转，中间不要停顿，最后结束时停止在乾卦。如下图所示，从红点兑卦起，按照红线逆时针方向连续不停画圆，最后在终点（蓝点乾卦）停下。

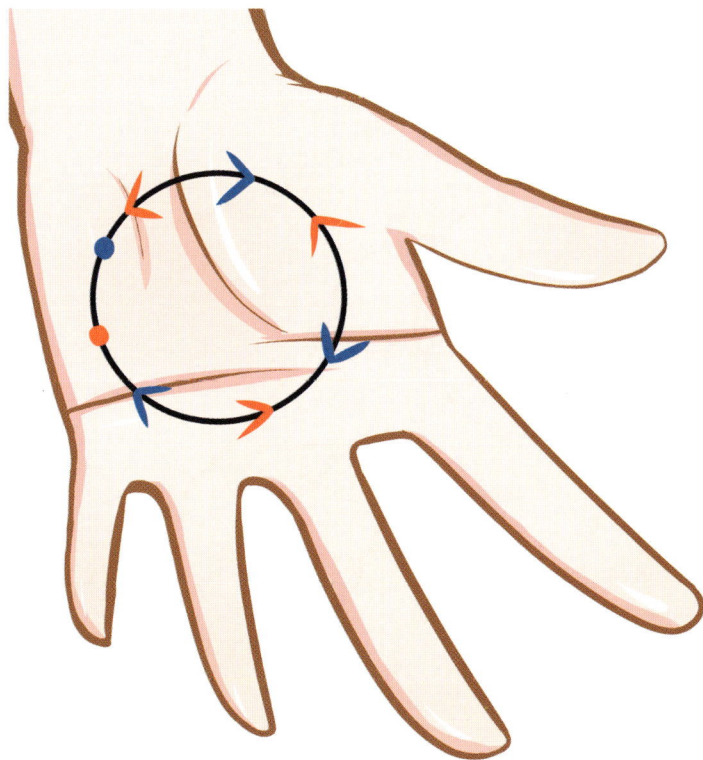

逆运内八卦

扫码看视频

☀ 脾土穴

脾土穴，在拇指桡侧面，红白肉际处。用拇指或将食指、中指并拢，垂直于拇指侧面操作。分补法、清法、泻法。

（1）补脾土：拇指第一指节微微弯曲，向心推，由拇指尖推向拇指根，此为补法。用于脾阳虚引起的食欲不振、消瘦、吸收不好、腹泻、便次多、肚子痛、怕冷、咳嗽、咳痰、喘、发烧、血糖高等。

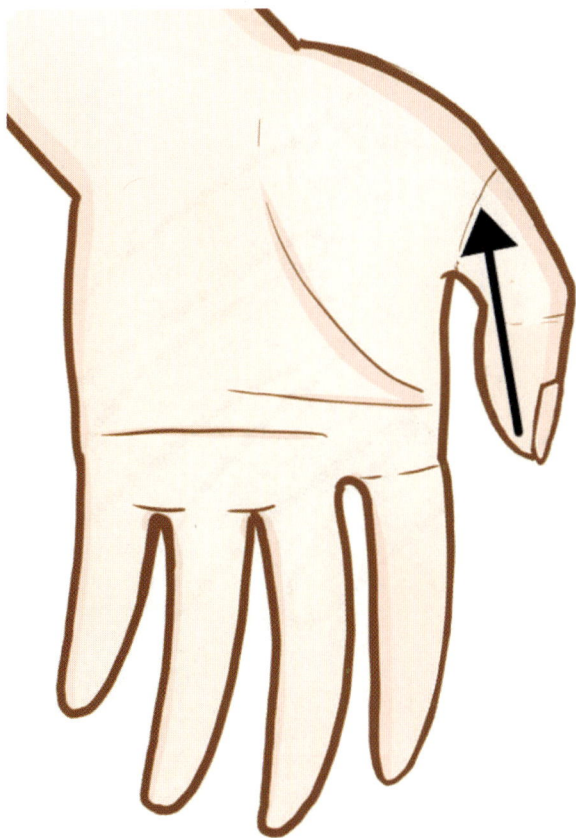

补脾土

扫码看视频

（2）双补脾土：拇指伸直，在拇指尖和拇指根之间来回推，阴阳双补法。用于脾微热或微寒引起的口臭、食欲不振、便干、腹胀、咳嗽、咽喉干等。没有症状时可以用来保健。

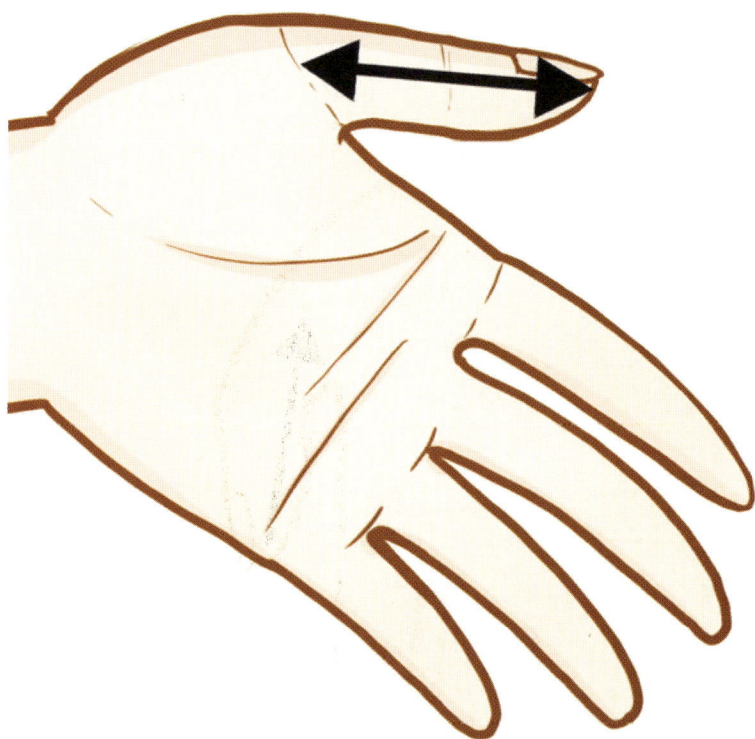

双补脾土

扫码看视频

（3）泻脾土：拇指伸直，从拇指根推向拇指尖，此为泻法。用于脾很热引起的口臭、食欲不振、口舌生疮、咽喉疱疹化脓、便秘、腹痛、咳嗽咳痰、喘、血糖高等。

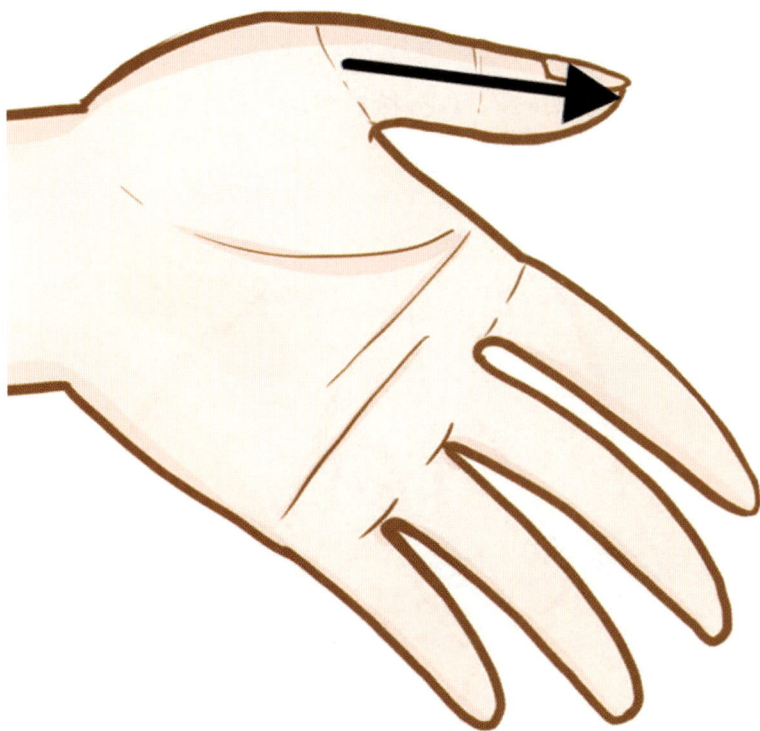

泻脾土

扫码看视频

☀ 肾水穴

肾水穴，整个小指掌面，用拇指或将食指、中指并拢，垂直于小指正面操作。

（1）**补肾水**：从小指尖推向指根为补法。用于肾经阳虚、膀胱经阳虚引起的肝血少，骨软无力，大小便失禁，各种脑病，骨骼变形，牙齿相关疾病，肾虚咳喘，发育迟缓，头发焦枯，结石等。

说明：上一版我提到"肾水穴只能补不能泻"，是秉承了前人的局限认识，很多体内有热的人（包括我本人）用了补法会有"上火"迹

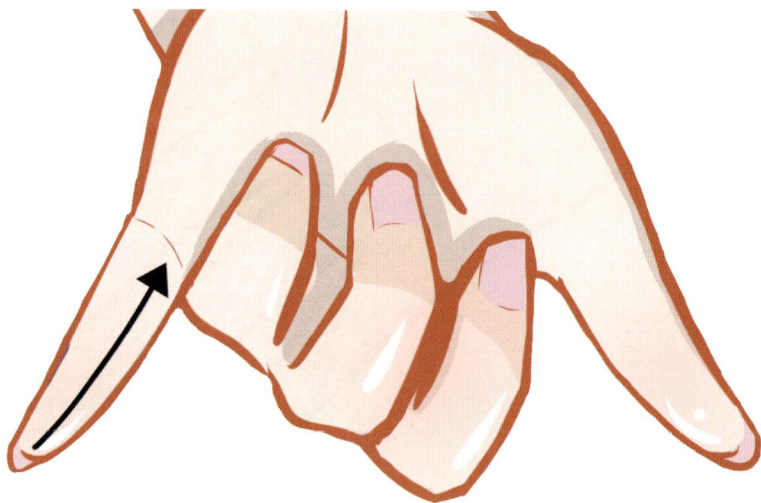

补肾水

扫码看视频

象。经过多次实践，我开创了与寒性穴位搭配的补肾阴之法，但这样操作比较浪费时间，于是我创新了肾水泻法和双补法，很多有热证的人用了之后效果不错。泻肾水穴祛火的原理是补凉水来灭火，还有补阴血的作用，在此推荐给大家。

（2）双补肾水：在小指面来回推，用于肾经、膀胱经阴阳两虚引起的肝病，骨软无力，骨痛，大便干，小便黄，尿床，尿频，脑损伤，骨骼生长缓慢，牙痛，咳喘，发少等。如果没有病，此法阴阳双补，可以用来保健。

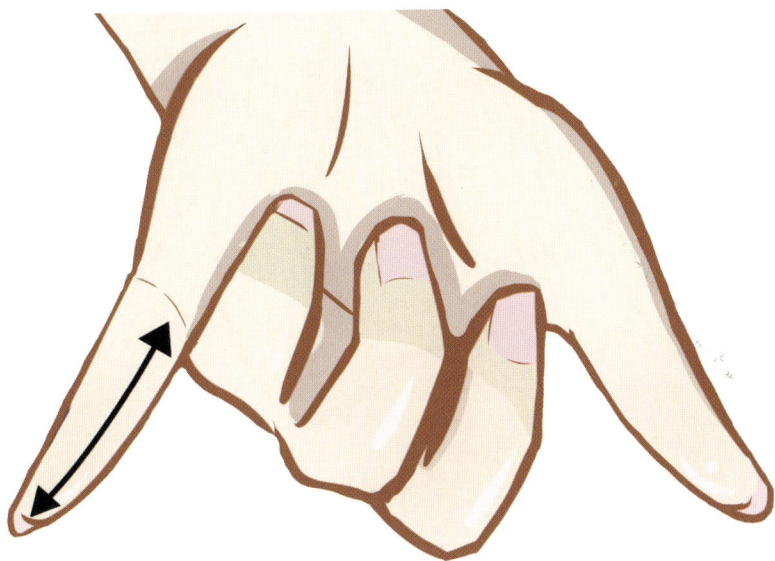

双补肾水

扫码看视频

29

（3）**泻肾水**：在小指面从指根推向指尖，为泻法。用于体热、血热、水热，此法除了可以祛火，还有补凉水、消炎消肿、利水肿之功效。对于因肾经、膀胱经有实火而引起的肝病，易怒，各种出血病，骨刺，椎间盘脱出、疼痛，脑萎缩，脑炎，脑损伤，便秘，尿少、无尿或尿血，骨骼生长迟缓，牙齿肿痛、泛黄泛黑，肾火引起的咳喘、心脏病、脱发、结石等，效果显著。

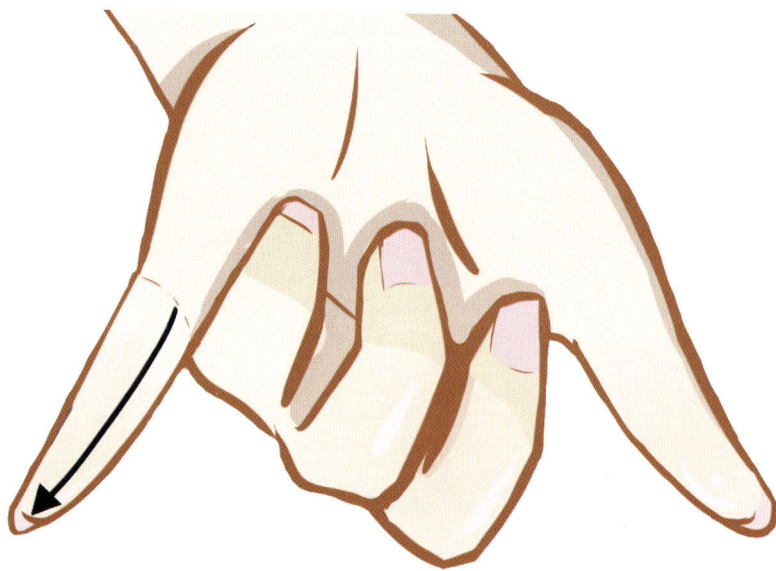

泻肾水

扫码看视频

☀ 肾纹穴

肾纹穴，手掌面，小指第 2 指间关节横纹处。功效：清心火和肝火，明目退热。适用于眼睛红肿、热痛、干涩、黄眼屎、眼出血、鼻出血、发烧等。用中指指腹或拇指指腹按住穴位，顺时针揉或左右揉。

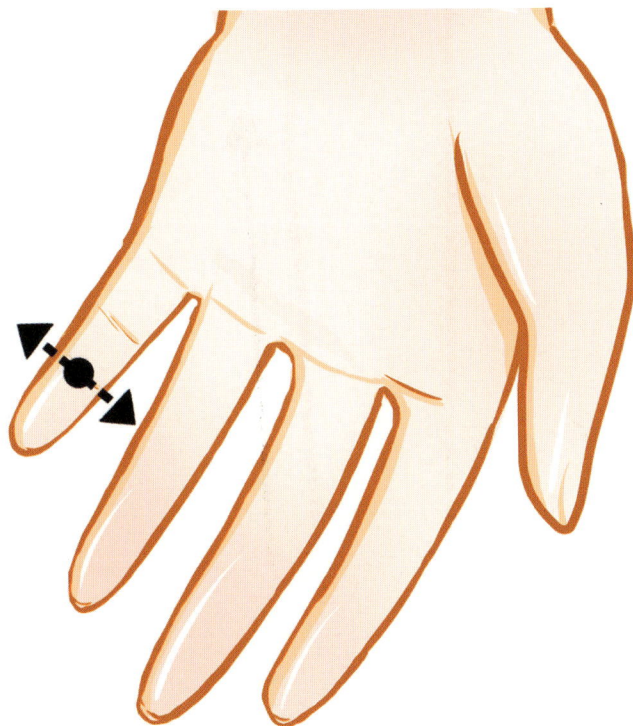

肾纹

扫码看视频

✳ 三关穴

三关穴，前臂桡侧面，由腕横纹推向肘横纹呈一直线。

（1）**上三关**：将食指、中指、无名指、小指并拢，垂直于穴位上向心推。功效：补阳气，改善因阳气不足引起的心肌供血不足、头晕、低血压；活血化瘀（因寒致瘀），散寒气；发汗，退热（因寒发热）。

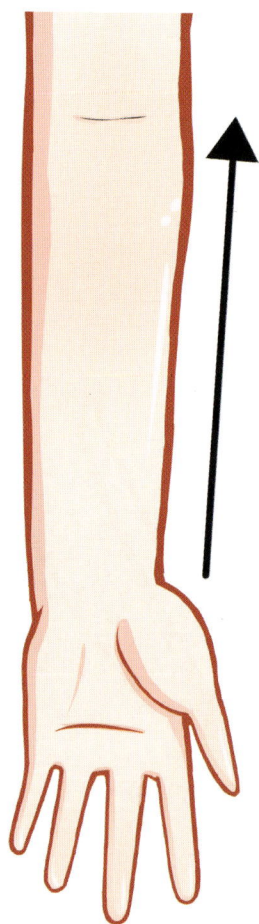

上三关

扫码看视频

（2）双补三关：将食指、中指、无名指、小指并拢，垂直于穴位上来回推。功效：用于肺经、大肠经同时有点热又有点寒（仅限不严重的情况）引起的咳嗽、便秘、发热等。

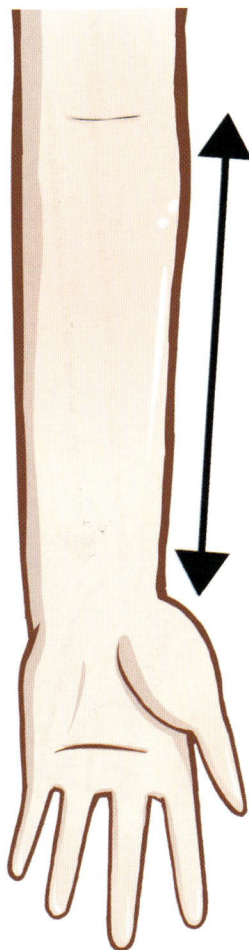

双补三关

扫码看视频

（3）**下三关**：将食指、中指、无名指、小指并拢，垂直于穴位上离心推。功效：用于肺经、大肠经均有实火引起的咳喘、肺内肿瘤结节、便秘、痔疮、肠息肉、肠肿瘤等。

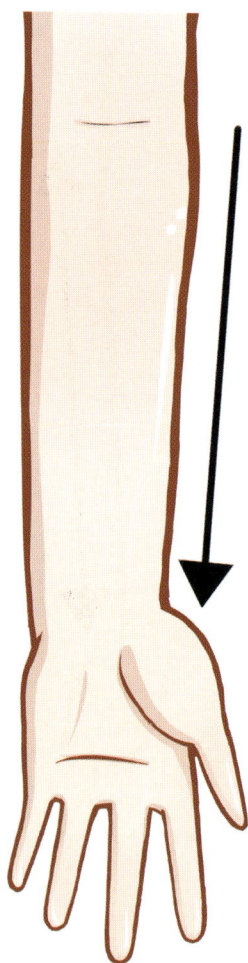

下三关

扫码看视频

✳ 外劳宫穴

　　外劳宫穴，与内劳宫相对，手背第 3 掌骨的 1/2 处，稍偏桡侧。功效：祛寒，补阳气。适用于因寒腹痛或因寒关节痛，阴水过盛引起的分泌旺盛或囊肿等。用拇指指腹或中指指腹按住穴位，顺时针揉。

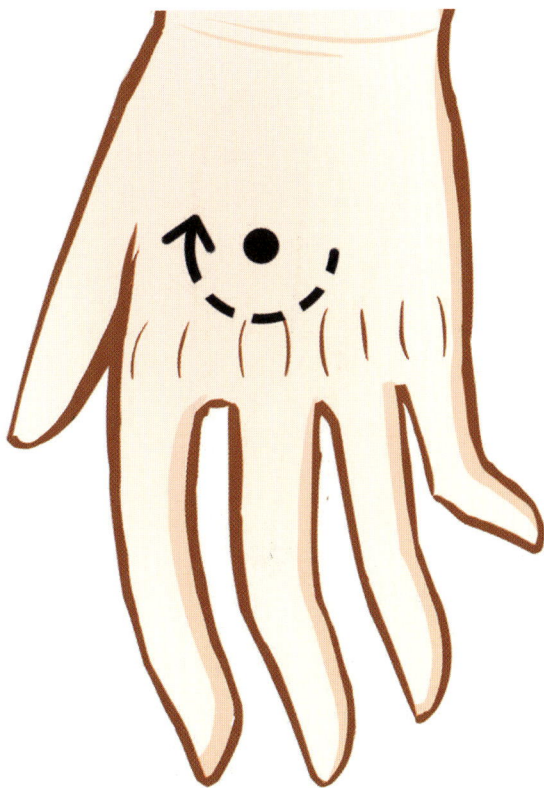

外劳宫

扫码看视频

✳ 六腑穴

　　六腑穴，前臂下缘尺侧，从肘横纹至腕横纹呈一直线。将食指、中指、无名指、小指并拢，垂直于穴位上操作。

　　（1）下六腑：离心推。功效：凉血止血，消炎消肿，解毒退热。适用于实火引起的发热、咳喘、腹泻、出血、化脓、水肿、黄绿痰、肿瘤等。

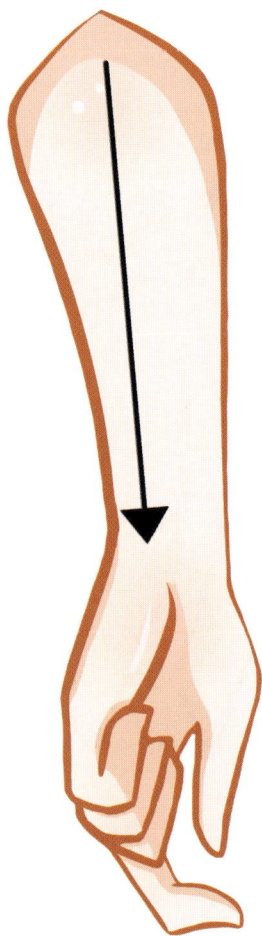

下六腑

扫码看视频

（2）**双补六腑**：来回推。功效：适用于心经、小肠经同时阴阳两虚。

（3）**上六腑**：向心推。功效：适用于阳虚病证，如小肠经因寒引起的胳膊疼痛、脸部问题、吸收不良、水肿，心经因寒引起的心率缓慢、心慌气短、胸闷、怕冷、无力等。

扫码看视频   **双补六腑**   **上六腑**   扫码看视频

☀ 小肠穴

　　小肠穴，小指尺侧缘，在小指尖和小指根部呈一直线。用食指和中指指腹并拢，垂直于穴位操作。分补法、清法、泻法。

　　(1) 补小肠：从指尖推向指根。用于胃肠虚寒所致的消化吸收不良、心阳气不足所致的心慌气短、多汗、失眠、房颤、水肿、尿闭等。

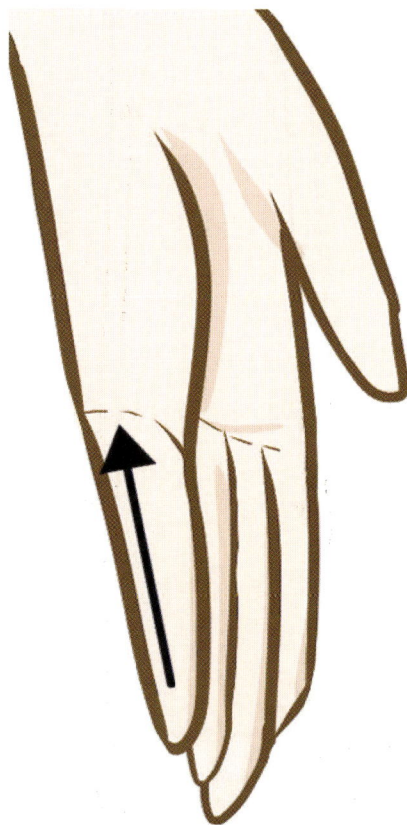

补小肠

扫码看视频

（2）**双补小肠**：在小指根和小指尖之间来回推。用于小肠有点寒、心经有点热，有些虚实夹杂而引起的尿少、水肿、腹泻、心烦、尿闭。这样的人群常常是既不能单纯补又不能单纯泻，适合用双补法。

（3）**泻小肠**：从小指根推向小指尖。用于胃肠有热之腹泻、无尿、水肿，解决心火旺之尿血、尿黄、尿少甚至尿闭、口舌生疮、心烦易怒、心绞痛、心律不齐、失眠等问题。

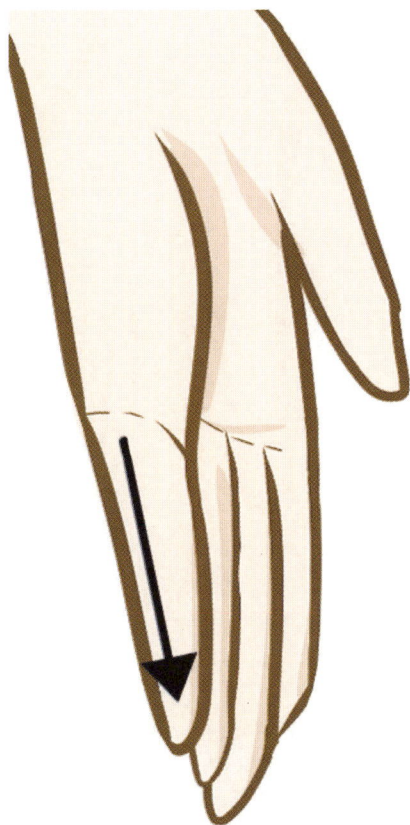

扫码看视频

双补小肠

泻小肠

扫码看视频

✸ 小天心穴

　　小天心穴，手掌根部，大、小鱼际交接处的凹陷中。用拇指或中指指腹按住穴位，顺时针揉动。刺激此穴可以疏通全身经络，对末梢和七窍不通作用明显，还可镇静、促进睡眠、发汗退烧、止抽风、调惊吓等。

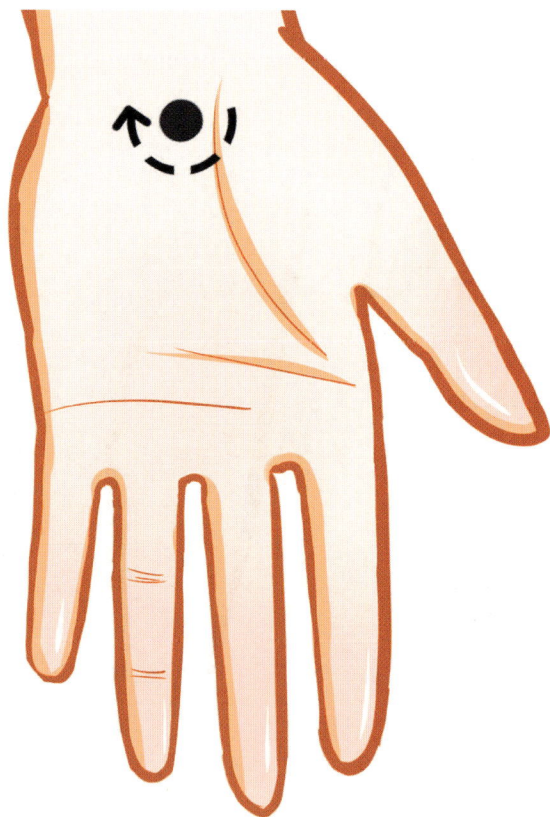

小天心

扫码看视频

☀ 新四横纹穴

新四横纹穴，手掌面，食指、中指、无名指、小指的指根部四个横纹处。可以一个个推，但较费时间。建议把被推拿者的四个手指并拢，推拿者的拇指稍微弯一下（能照顾到小指的横纹跟其他三指的横纹不在一条线上），然后拇指和第一掌骨都绷直，放在四个横纹上同时操作。分清法、泻法。

（1）双补新四横纹：上下来回推。适用于胃有点热、脾有点寒引起的积食、食欲不佳、腹胀、口臭、腹泻或便秘、腹痛、磨牙等。没有症状时可以用来保健。

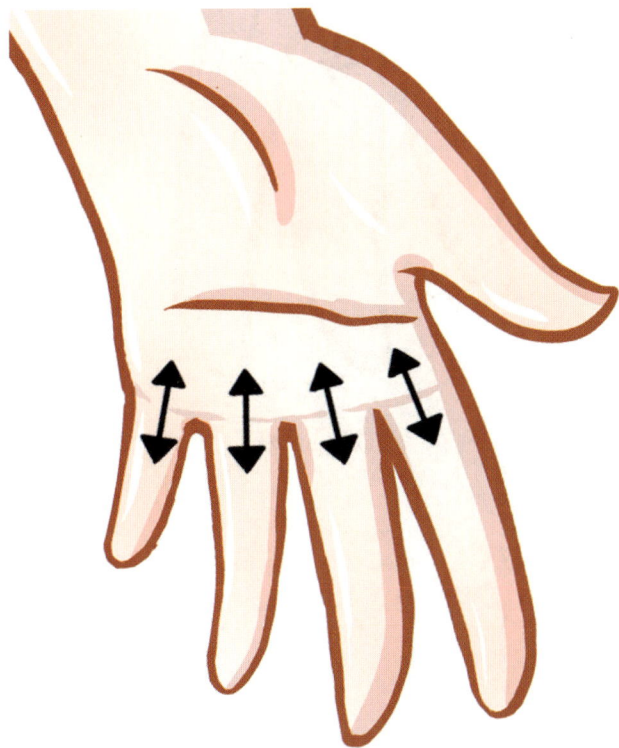

双补新四横纹

扫码看视频

（2）泻新四横纹：离心推。适用于因胃热引起的肠胀气、伤食口臭、反酸呕吐、大便干燥或腹泻、胃肠溃疡、食欲不振、痔疮等。

泻新四横纹

扫码看视频

☀ 新阳池穴

　　新阳池穴，在前臂背面，一窝风穴上 1 寸多，桡骨和尺骨相交的上方凹陷中。简易取穴法：用中指的中间指节从手腕关节正中向小臂背面量起，新阳池穴距离一窝风穴正好是中指的中间指节的长度。每个人用自己的手指指节取自己的穴位，不要用你的手指去取别人的穴位，那样就不准了。功效：消头面部水肿，清脑降压，止头晕、头痛，降低颅内压，通便利尿。用中指或拇指指腹揉。

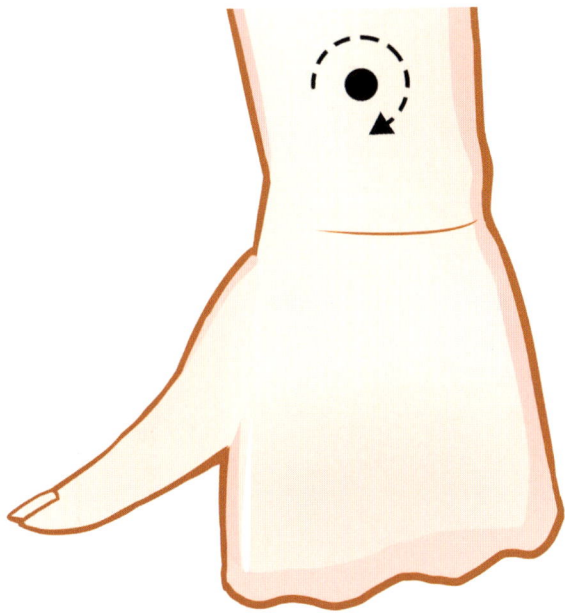

新阳池

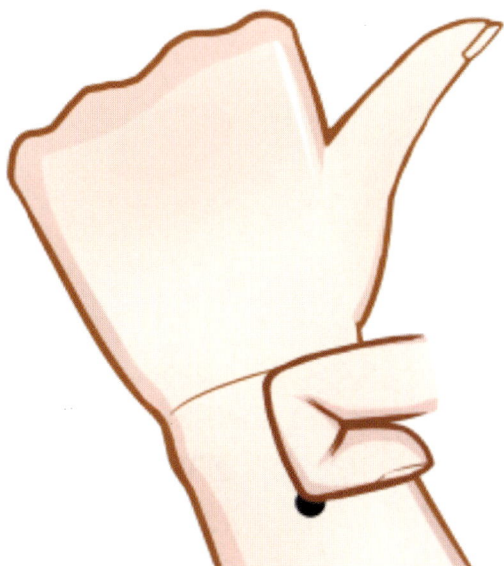

新阳池穴的取法

扫码看视频

✳ 天河水穴

　　天河水穴，前臂掌侧正中，在腕横纹中点和肘横纹中点之间呈一直线，这一直线宽度占前臂掌侧的 1/3。将食指、中指、无名指、小指并拢，用指面垂直于穴位操作。

　　（1）清天河水：向心推（清法是来回推，只有天河水穴除外），自腕横纹推向肘横纹。功效：退热利尿，化心包热痰。适用于睡眠不安、说梦话等。祛热力度比较轻。

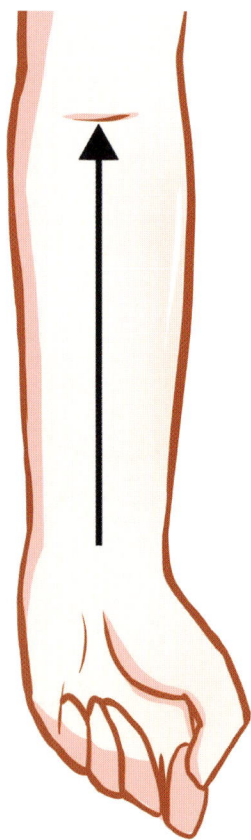

清天河水

扫码看视频

（2）新泻天河水：离心推，自肘横纹推向腕横纹。功效：泻心火，安神除烦，利尿，化热痰，消炎。适用于谵语、高烧、抽风、夜游等。

新泻天河水

扫码看视频

☀ 新板门穴

新板门穴，在大鱼际手掌与手背交界的红白肉际处。用拇指指腹或将食指、中指指腹并拢，垂直于穴位操作。分补法、双补法、泻法。

（1）补新板门：向心推。用于胃寒引起的消化不良、腹痛、呕吐、腹泻、发烧、咳喘等。

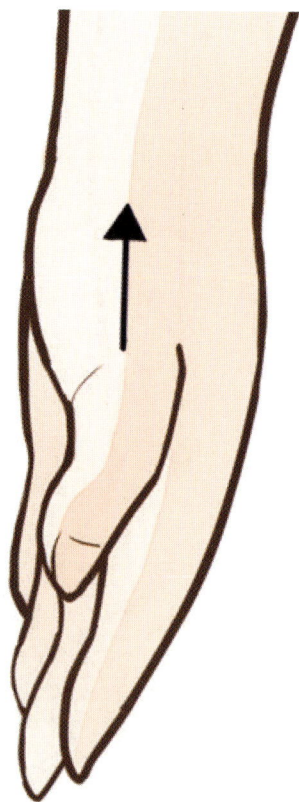

补新板门

扫码看视频

（2）双补新板门：来回推。用于有些胃火但火不大，又有点脾阳虚但不严重的人群，比如食欲不振、腹胀、恶心、消化不良、既怕冷又怕热等症状。如果没有不适症状，此法可用于保健脾经和胃经，阴阳双补。

（3）泻新板门：离心推。用于胃热或胃气上逆引起的脾胃热、气滞胃痛、积食口臭、呕吐、腹泻、发烧、咳喘等。

扫码看视频

双补新板门

扫码看视频

泻新板门

47

✳ 新肾顶穴

新肾顶穴，小指末节的整个指腹。用中指指腹或拇指指腹按住穴位，顺时针揉动。功效：止汗，消水肿或囊肿，收敛元气。适用于口水、汗液、尿液过多等。

新肾顶

扫码看视频

✳ 新小横纹穴

新小横纹穴，手掌面，第 5 掌骨和第 5 指骨关节间的缝隙处。用中指指腹左右揉。功效：宣通肺气，止咳化痰平喘，退热，疏肝解郁，消除肝克脾引起的腹胀等。

新小横纹

扫码看视频

49

☀ 阴阳穴

（1）**阴阳穴**：手掌根部，用两手拇指指腹从小天心穴开始，同时向两侧做相反方向的平行分推，此为分推阴阳穴。功效：调理阴阳，消食化痰。适用于阴阳紊乱、消化不良、惊吓、感冒等。

（2）**阳穴**：用单侧拇指指腹只推向靠拇指大鱼际侧，此为分推阳穴。适用于体内寒邪重、阳气虚弱引起的呼吸困难、脸色苍白、造血功能障碍、怕冷、腹泻、腹痛等。

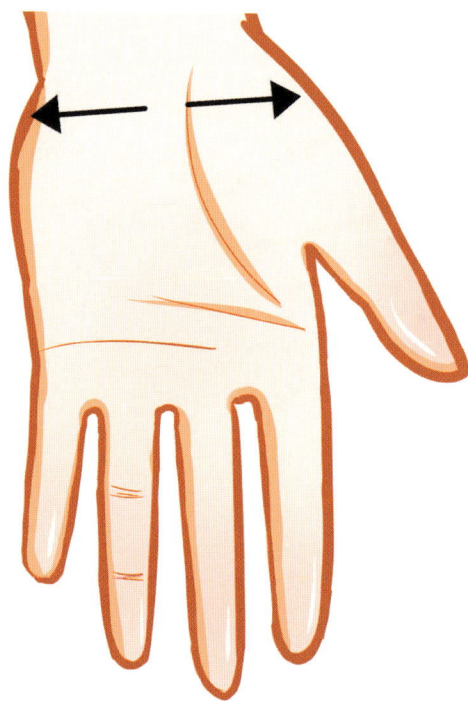

分阴阳

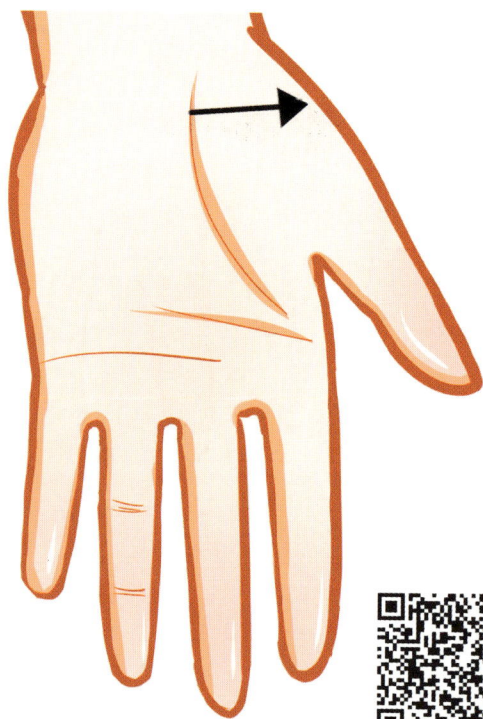

分阳

扫码看视频

扫码看视频

（3）**阴穴：**用单侧拇指指腹只推向靠小指小鱼际侧，此为分推阴穴。适用于体内火大引起的咳喘、口舌生疮、咽喉肿痛、便秘、尿痛、唇燥、脑压高等。

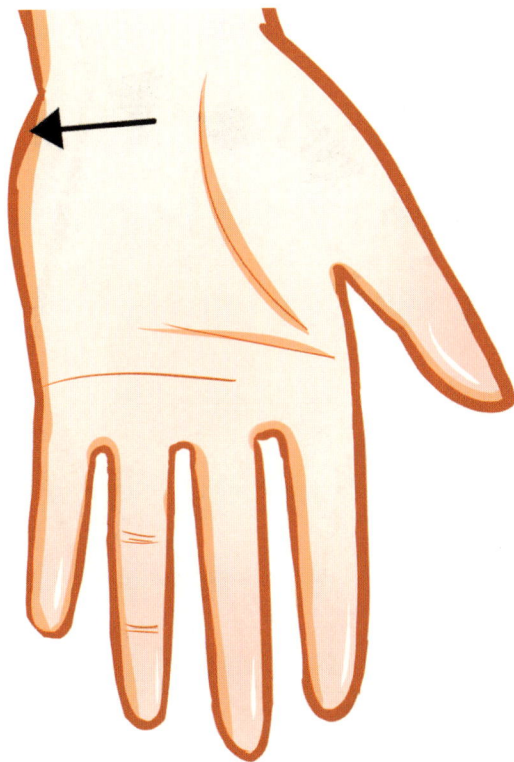

分阴

扫码看视频

☀ 一窝风穴

一窝风穴，手背腕关节横纹正中凹陷处。用拇指指腹或中指指腹按住穴位，左右揉动或顺时针方向揉动。刺激此穴可以打开毛孔，适用于感受外邪引起的无汗、发热、流鼻涕、鼻塞、咳嗽、湿盛等。

一窝风

扫码看视频

✺ 总筋穴

总筋穴，掌后腕横纹中点处（离手掌根最近的那条横纹中点）。用中指指腹或拇指指腹按住穴位，顺时针揉动或左右揉动。功效：清心火。适用于口疮、心烦易怒、睡眠不安稳、高血压、说梦话、眼干、脸红、心热引起的心脏疾病等。

总筋

扫码看视频

☀ 三焦穴

　　三焦穴，位于前臂背面，尺骨与桡骨之间，肘部到腕部的直线上，跟天河水穴对着。用拇指或食指、中指、无名指、小指并拢推穴位。

　　（1）双补三焦：前臂背面肘部到腕部来回推。用于因三焦经有点热又有点寒引起的胳膊背面、手背及头、颈、胸、腹、腿前侧皮肤、骨骼、肌肉等不适。如果没有不适症状，此法可用于保健大肠经和肺经，阴阳双补。

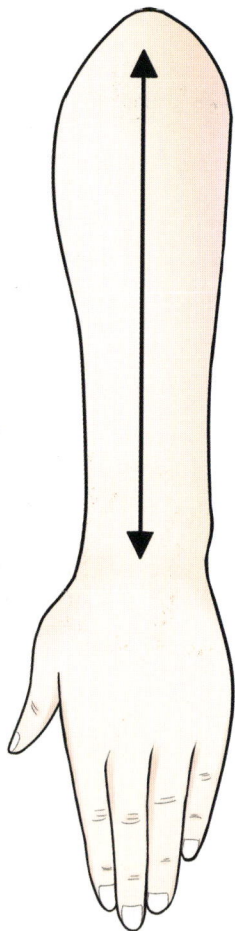

双补三焦

扫码看视频

（2）**补三焦**：前臂背面肘部到腕部向心推。用于因三焦经有寒引起的胳膊痛、手背痛、头痛、胸闷、腹痛等不适。

（3）**泻三焦**：前臂背面肘部到腕部离心推。用于因三焦经有实火引起的胳膊或手麻木震颤、脑炎、中耳炎、颈部淋巴结肿大、肺炎咳喘、胸膜炎、心脏病及消化系统等疾病。

扫码看视频　　　　补三焦　　　　泻三焦　　　　扫码看视频

☀ 肝木穴

肝木穴，位于食指面，可将食指、中指、无名指、小指并拢推，也可以单指推。此法可解决肝胆方面的问题，以及肝经、胆经疾病，对心脏病也有一定的防治作用。

（1）双补肝木：于食指面来回推。适用于肝胆病、眼病、脑病等阴阳两虚证。

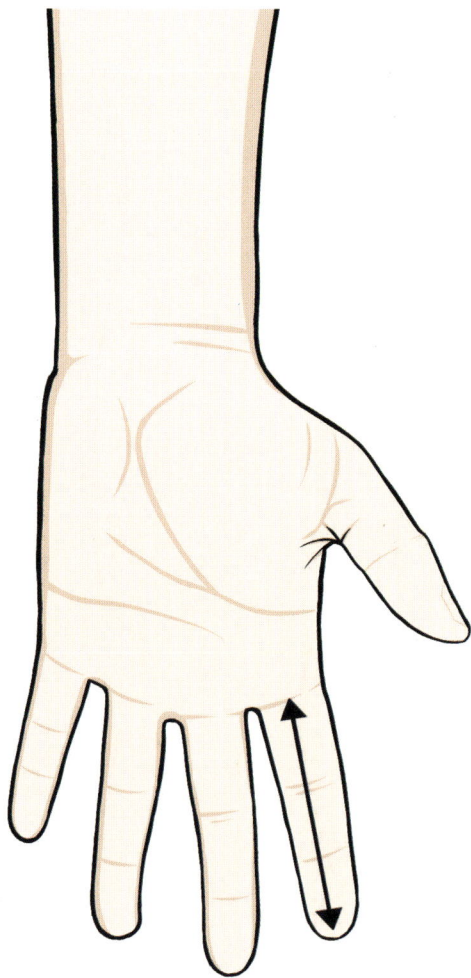

双补肝木

扫码看视频

（2）补肝木：于食指面向心推。适用于肝经、胆经、心经因阳虚引起的怕冷、无力、头晕、胆小等各种病症。

（3）泻肝木：于食指面离心推。适用于肝经、胆经、心经因实热引起的肝炎、胆囊炎、肝硬化、肝囊肿、胆息肉、胰腺炎、糖尿病、胃炎、心脏病等病症。

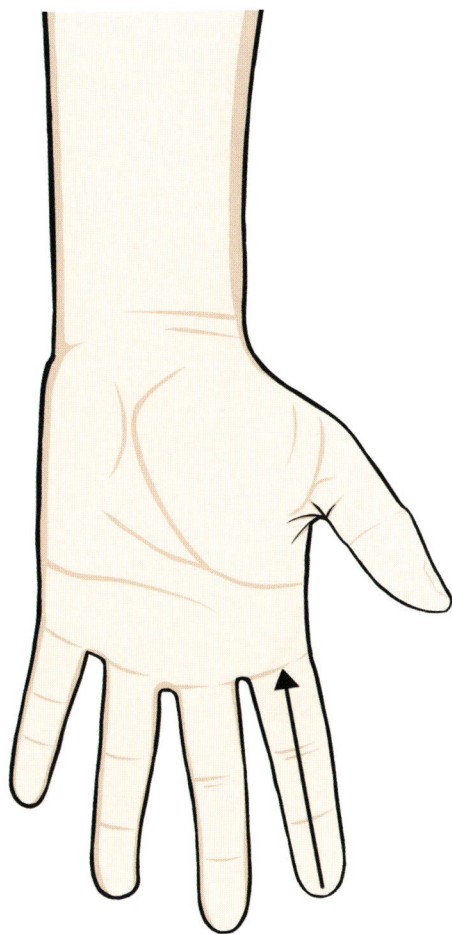

补肝木

扫码看视频

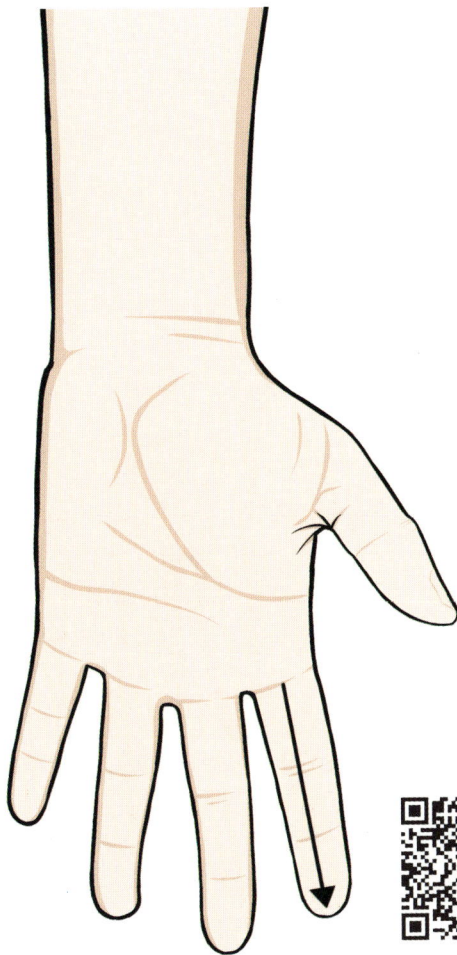

泻肝木

扫码看视频

✳ 心火穴

（1）**双补心火**：于中指面来回推。适用于心经、心包经阴阳两虚引起的心慌、胸闷、气短、腹胀等症。

（2）**补心火**：于中指面向心推。用于心经、心包经阳虚引起的无力、头晕、胸闷、心前区疼痛等症。

（3）**泻心火**：于中指面离心推。用于心经、心包经实火引起的烦躁易怒、头痛、心前区疼痛、心动过速、心肌损害等症。

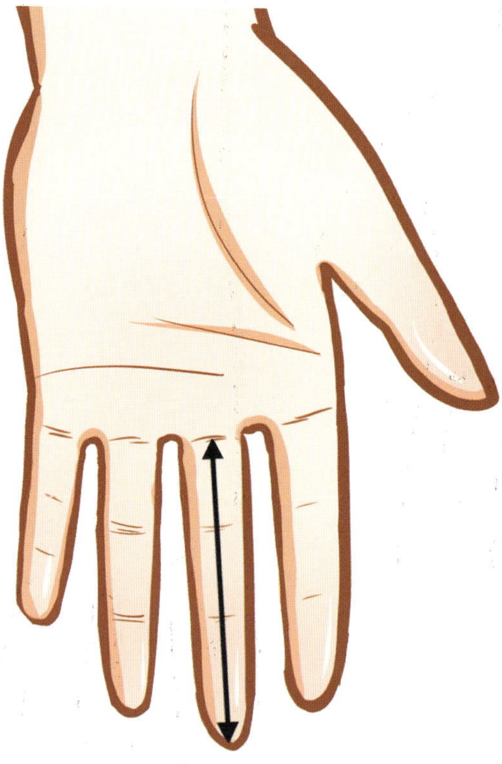

双补心火

扫码看视频

扫码看视频

补心火

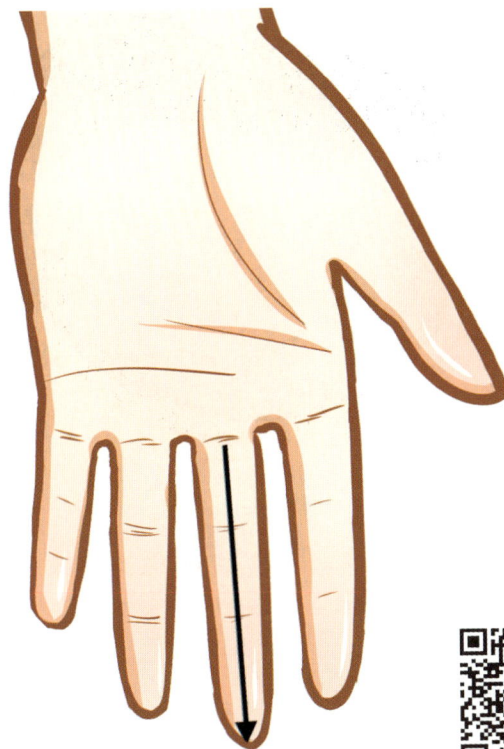

泻心火

扫码看视频

推拿辨证分型

　　辨证，要求把全身各方面的信息搜集起来，然后加以分析归类，看看属于哪一种类型。辨证要从整体出发，不能只以某一个症状来判断全身状况，但有些时候可以从某一个症状入手来打开辨证的门。舌象只是其中一项必不可少的信息，但有时也会有假象。

　　正常的舌象：大小适中，不胖不瘦，颜色红润，上面有一层薄薄的白苔。

正常舌

必须学会的三种辨证类型及舌象：

☀ 虚寒体质

表现： 怕冷，脸色苍白或黄，唇白，疲乏无力，手脚冰凉，不喜欢喝水，喝水多肚子难受，受凉或吃生冷之品后腹痛或有感冒症状，厌食，发育迟缓，呕吐，腹泻，咳嗽，喘，痰多，打喷嚏，一直流清鼻涕，尿多尿清，尿床，尿失禁，吃完就拉，便软或稀，或便次多但不臭，大便失禁，因寒邪引起的肿瘤等。女士可出现月经失调或痛经，或易出现崩或漏。男士阳痿、早泄等。

舌象： 舌质胖大，没有血色，舌苍白，舌面水多，舌苔白厚或无苔。

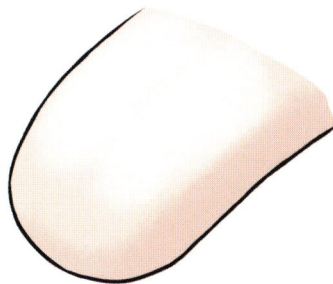

虚寒舌

☀ 实热体质

表现： 怕热，能吃，脾气大，脸红，黄色或绿色眼屎较多，流黄涕，口渴，喜欢喝水，唇红干裂，口臭，容易高热，中耳炎，有黄绿痰，咽喉肿痛，口舌生疮，咳或喘，手足心烫，入睡困难，睡中大汗，大便粗干硬臭，尿黄臭、混浊，有蛋白、潜血等。患有肝病或胆病，糖尿病，高血压，脑出血，因火邪引起的肿瘤、结节、囊肿等。女士可出现月经过多、月经先期、崩漏，白带黄、绿、臭或带血丝。男士泌尿系统感染等。

舌象： 舌质红，舌苔黄，舌面干。

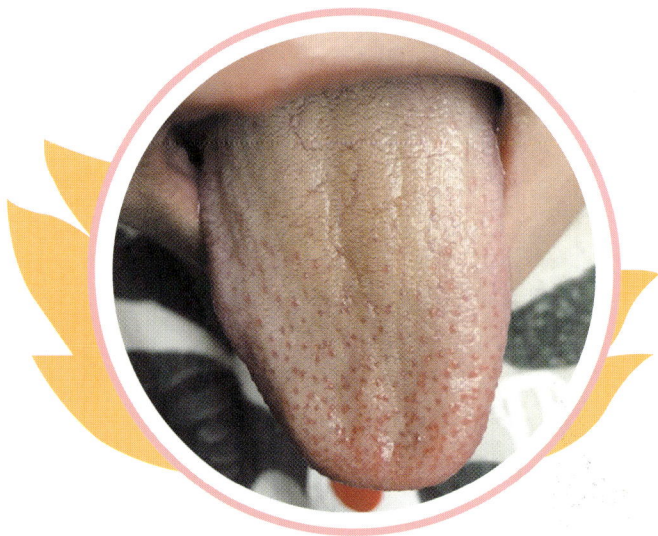

实热舌

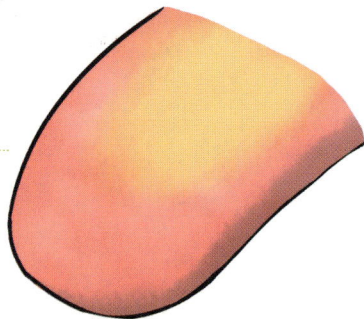

☀ 阴虚体质

表现：体瘦，不爱吃饭，睡觉汗多，没有力气，脸上和身上一阵阵热，手足心热（个别患者阴虚久了累及阳气会出现手脚凉），有眼屎，眼睛红，眼干涩，眨眼，视力模糊，鼻咽部干疼，脱发或头发稀少，鼻出血，便干、便细或呈羊粪球状，尿黄少或尿频。患有高血压、心脏病、肝病、妇科相关疾病、肾病等。女士可出现月经不调等。男士阳痿、早泄等。

舌象：舌质薄瘦或细长，舌苔黄或无苔。

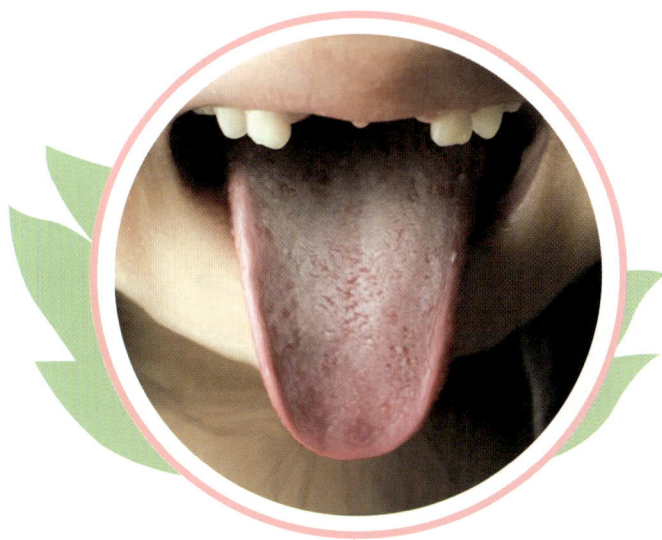

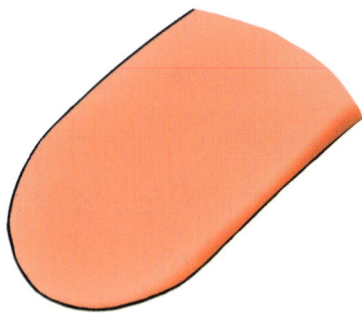

阴虚舌

推拿需要注意什么

1. 要如实介绍患者发病情况，具体什么部位出现什么样的问题，出示医院的检查报告单、舌苔图、患处照片、录制的小视频等，介绍孩子的精神状态、饮食情况、睡眠情况、大小便情况、用药情况等，是否旅行，是否温度冷热不均，全身的详细信息等都要提供，以便推拿者进行分析辨证，才能配用穴方，根据每个人的具体情况告之生活禁忌等。谎报病情，提供假信息，那都是自欺欺人。

2. 室内恒温，保持让人舒服的温度，过热容易中暑，过冷则消耗人体阳气，又容易感冒。室内空气要流通，不然会缺氧，对大脑有损害。

3. 推拿者要修剪指甲，手上皮肤保持滋润光滑，以免皮肤粗糙而刺激肌肤。推拿前要洗手，讲究卫生。

4. 只需推拿一只手上的穴位，气血就可以通达五脏六腑，起到全身调理的作用，不需要两只手同时推拿，除非是特别严重的病是可以双手同时推拿的。通常推拿左手，是因为除了方便施术者握手操作外，心脏也在左侧，推拿左手可使血液循环和能量传递相对快一些。但如果左手有问题不方便推拿则可以推右手，不过右手有些穴位的方向跟左手是相反的，比如揉法和运法，当注意。若手上局部皮肤破溃、起水疱、骨折、出血等，禁止在该处推拿。

5. 取穴准确，用力适度。切记：不要推疼了，不要推出水疱，不要推青或推肿了，是否有效不在于用力的大小，而在于穴位的选择是否正确，是否对证。不过，用力也不能过轻，否则就没有效果。推拿速度以每分钟 100～120 次为宜，轻症或是虚寒证的病人，用力宜轻，速度宜慢，每日推拿 1～2 次；重症或是"火大"的人，疗程宜长，适当用力，速度要稍快些，每日多次推拿或连续推拿，根据情况随症加减。

6. 新病、旧病都有的人，哪个病重就先调哪一个。

7. 推拿后出汗者，要注意避外邪，或迅速将汗液擦干，以免感冒而加重病情。

8. 关于推拿穴方的选择，可以选择一个穴方，每天一次或多次推拿；若是多种病因导致的疾病，可以选两个或多个穴方配合推拿，每个穴方的推拿次数视病情而定；推拿过程中或推拿之后，若有不适感，说明之前的辨证不正确，应重新辨证和选择穴方。判断病情时有时会有一些假象和个体差异，使推拿者难以正确判断，因此需要推拿者在实践中不断积累经验。推拿过程中，病人若感觉体内气行、旋转、麻、胀、跳、热、轻松舒适感、飘浮感等为正常现象。有些人不太敏感，怎么推也没感觉，此时不要去追求感觉，推拿之后症状减轻或消失说明有效。

9. 推拿时避免皮肤摩擦过度，可用食用滑石粉、爽身粉、淀粉、润肤油等涂到推拿部位，以免皮肤起疱、磨破等。另外，若室温低则不要使用液体介质，以免着凉。

✎ 推拿时经常遇到的疑惑

穴位为什么要辨证用？

穴位是有寒、热、温、凉之偏性的，所以可以纠正身体寒、热、温、凉的偏离。

如果你的身体偏寒凉，应选择热性穴位来增加体内的热量，让身体暖起来，不再寒凉。如果你的身体偏热，则用寒凉的穴位来祛除体内的热，让身体凉热均衡，不再出现症状。

推到什么时候为止？

有的是推到症状消失为止，有的是推到医院的检查结果正常为止。病轻的好得快，不分疗程，只要恢复正常即可停止推拿。病重的、病情复杂的、病程久的，急不得。经过推拿调理后，如果某个症状或几个症状有好转或消失，就是见好，继续推，直到好为止，需要一定的时间。

什么情况下需要变换穴方？

如果病情轻，推拿调理几天就好了。病情稍重一点的，推拿 3 天没有任何好转，需要重新辨证选穴。如果有一个或几个症状见好，说明对证，继续推，等待恢复。有的时候怎么推也不见好，说明没有找对原因，需要重新判断病情，选取有针对性的穴位。病情较重且较复杂的，可能需要 15 ～ 30 天甚至更长的时间才能见效，要具体看是什么样的问题，再制订方案。如果你太着急，推拿一两天或者几天就换方，换来换去，哪个方向是对的都不知道了，迷路了自然不会到达目的地。

为什么有的人见效，有的人不见效？

一是没有辨对寒热。穴位是有寒热之分的，穴位没选对，或位置没找对，肯定就没效果了。

二是没有注意忌口。反复吃跟身体寒热相反的食物，经络势必失去平衡，进而出现偏离，病邪就会一直在或加重，调好也会反复。现在这种现象在家庭里最为普遍，大人之间意见不统一，让孩子乱吃的最终结果是体质"弱爆"了。科学的吃法是根据自身的体质选择食物。

三是不注重生活细节，照顾不周也容易生病。知道冷热随时增减衣物或调解室温，这也是预防生病的方法之一。为什么上幼儿园的孩子容易反复生病，重要的一点就是照顾不周，不知道谁热了、谁冷了，不知道谁适合吃集体食物、谁不适合吃，病就来了，刚调理好再送去幼儿园又病了，原因多在此。

四是生活没有规律，起居失常，导致经络气血不正常。

五是学习、工作压力大，过劳提前消耗了气血，累出病来。遇到这种情况，必须减缓压力才行。

六是情绪原因，总是压抑、恼火、哭闹、抑郁、生气、悲伤、惊吓刺激等，会导致宝宝出现问题，只有心态平和才能把经络调理正常。

七是病深、多病共存，病情复杂，病入膏肓，不管用什么办法都很难挽救。病重，需要恢复的时间就长。病轻，稍微干预一下就没事了。恢复的速度，要看是什么病、病情轻重、是否多病共存、年龄等多种因素。先解决什么病？有生命危险的、即将导致生命危险的、能造成身体较大损害的、症状痛苦的，一定要优先解决。

八是没有坚持推拿。成功属于坚持的人，调理身体也是如此。病轻的很快康复，病越重，病的时间越久，需要调理的时间就越长。重病不是一天积累出来的，也不是一天能完全康复的。有些人着急想一下把病治好，告诉你，与其这么着急，还不如把精力放到日常的吃、喝、拉、撒、睡、衣、食、住、行中，保养好了，即使偶尔得个小病也容易好，不然长期放纵自己又想速效，是不现实的。

什么时候需要去医院？什么时候只用推拿调理就可以？

中毒、车祸等外伤、吸入异物、脏腑器官先天畸形、大出血、脱水、严重腹痛、昏迷、休克、心跳骤停、急性尿毒症、心肺衰竭、多日持续高热不退、急性心梗、脑梗等，需要去医院救治。

一些重病在医院治疗的同时，可以配合推拿调理，效果很好，可促进疾病康复，预防并发症的出现，大大缩短疗程。大人、孩子的常见病，容易判断的（当然，有些病证需要专业人士判断），知道原因的，没有生命危险的，有时候只用推拿调理就能恢复，不需要小病大治，过度医疗。

预防调摄篇·护理

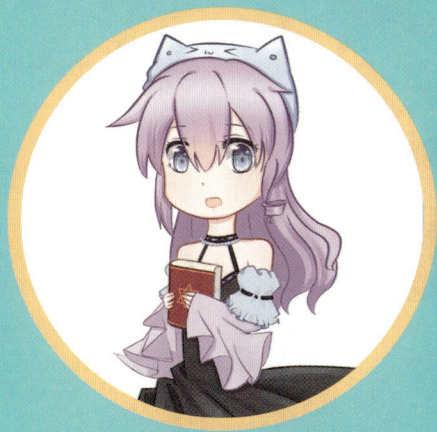

友情提示

本书所述方法用于日常保健调理，未病先防，如需治疗请在医师的指导下进行，遇到紧急情况请及时送医。

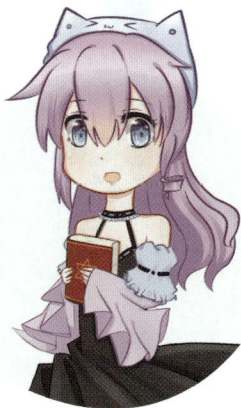

护理的重要性

宝宝出生了，但是大脑、五脏六腑都还没有发育健全，日后还需继续填充脑髓，增高增重，所以，只有做好细节才能让孩子少走弯路，才能提高智力，让其健康茁壮成长。这就需要大人的精心照顾和护理了。我看到太多的孩子，出生时又重又结实，就是因为养育过程中的不懂或疏忽，导致宝宝身高、体重迟滞不前，皮肤、五官等各种问题不断，外伤或疾病导致大脑异常，从此改变了命运。所以，家长的责任重于泰山，学会护理势在必行。

新生儿护理

从宝宝出生到 28 天内为新生儿期。

※ 新生足月儿护理

（1）出生后马上检查宝宝的器官有没有缺少或畸形。

（2）出生后立刻断脐带，洗澡时肚脐不能碰到水，保持干燥和干净，以防感染。通常脐带 3 ～ 7 天脱落，肚脐脱落处有液体渗出的，用碘伏消毒，有出血的要就医。从出生开始，每天都看看宝宝的肚脐有没有渗出物或脐疝等。

（3）出生后几个小时内就该排胎粪，一天几次不等，胎粪有的黑色，有的绿色，有的棕色，有的黄色。

（4）刚出生的宝宝一定要根据室温穿衣，不要认为在母体里暖和，出生后就穿多盖多，这样会容易捂出热病，导致体温上升，这时赶紧撤掉被子和棉衣，温度会慢慢降下来（有病的体温升高另论）。感受了热邪，还会导致湿疹、哭闹、眼屎多等情况。

（5）出生后最快 15 分钟到半小时左右可以母乳喂养，也可以几小时后哺乳。母乳没下来的，先喂奶粉，按照说明冲泡奶粉，必须定点喂奶，3 个小时喂 1 次，每日 7～8 次。频繁多喂易伤脾胃，反而不长个儿，吃太少又耽误生长，所以要把握好度。

（6）及时清理宝宝的鼻屎。如果鼻屎比较硬，用一两滴母乳滴进去，待软化后用小镊子夹出来。

（7）及时清理宝宝的眼屎。用无菌棉签蘸点生理盐水轻轻擦拭，以免细菌滋生。眼屎多者需要推拿调理。

（8）及时清洗宝宝的"屁屁"。宝宝排便或排尿之后，用脱脂棉沾温水擦洗屁股，勤换尿布，以免出现红屁股。

（9）观察脸色。刚出生的宝宝脸色、唇色都较红润，如果脸色、唇色突然发青或苍白，提示宝宝缺氧了，请赶紧联系医生，立刻吸氧，需要进一步排查，是否因为产程过长、胎粪污染、吸入性肺炎、先天性疾病或出血症等引起，做到第一时间处理，以免发生后遗症或是生命危险。

（10）观察哭闹。除了刚出生那一刻、饿了、尿了、拉了会哭属正常现象外，其他情况的哭闹要多加重视。宝宝不难受是不会哭闹的，一天多数时间都在睡觉，偶尔醒来玩一会儿。就算哭也不是声嘶力竭地哭，而是哭一会儿作罢。如果在喂饱的前提下持续哭，可能是肚子痛，可能是心火或肝火太旺惊痫要发作等，需要明确病因，辨证推拿。

（11）新生儿不需要枕枕头。宝宝的脊柱是平的，脑袋跟肩膀差不多宽，两小时给换一下睡姿，让其侧身躺、平躺多种姿势换着睡，只有一种睡姿脑袋容易偏。侧身时用毛巾或小被子卷起来垫在宝宝身后，不能垫太高，以免宝宝扣过去而堵住鼻子和嘴，容易窒息，垫成 45°侧身躺就好。

❋ 新生早产儿护理

早产儿体重低，脏腑发育不健全，先天之精不足，抵抗力弱，除了足月儿那些护理之外，反应差、体重低很多的宝宝，刚出生时住一段时间的保温箱比较好。反应比较好的早产儿也要注意保暖，除了穿好衣服外，建议放到亲属的肚子上，外面用亲属身上穿的衣服把宝宝裹住，把鼻子和嘴露出来，通过这样的方式接触大人的皮肤以取暖，直到满月。不要着凉，室内不能太冷。当然，不能捂特别多，以免感受热邪而患湿疹。并发症多的宝宝需要住院治疗。早产儿尽早辨证推拿补元气，以帮助其日后健康成长。

✐ 婴儿、幼儿、学龄前儿童护理

从出生 1 个月到 1 周岁为婴儿期；1～3 岁为幼儿期；3～6 岁为学龄前儿童期。

❋ 宝宝何时睡枕头

3 个月以上的宝宝可以开始睡枕头了。仰卧压下去 2 厘米高就好，枕头两侧的高度随着宝宝的生长发育而增加，如肩膀增宽便随之增加枕头的高度。侧睡压下去跟肩膀一样高为宜。

✳ 如何选枕头

参见《一推就好 2：成人篇》第十五章 "日常起居调摄" 的相关内容。

✳ 护理囟门

后囟门生来就闭合，或 2～3 个月内闭合，都在正常范围。前囟门呈菱形，在 1～1.5 岁之间应该闭合，闭合前稍微凹陷，此属正常。刚出生时，前囟门平均大小约为 1.5cm×2.0cm，有的宝宝稍大点，有的稍小点。囟门太大，肾经不足；囟门太小，容易头小畸形。但现在的宝宝先天营养都较好，出生时前囟门小的，没有智商问题，不作病论。前囟门鼓，说明颅压高；前囟门凹陷太多，说明脱水、营养不良、脑部供血不足等。

前囟门处没有骨骼保护，受到外伤容易致命，一定不要撞击、用力按压、用力摇晃全身及头部等。气温低要戴上帽子，以免外邪从囟门入侵。温度不低不要戴帽子，否则会捂出脓疱疹或湿疹。头要相对保持凉，脚要保持热。头皮及前囟门处容易有垢脂等堆积，不要硬揭，用食用油泡，泡软后用梳子轻轻梳下来洗净即可。前囟门可以轻轻抚摸、轻轻清洗。

头围大小见附篇 "宝宝头围表"。

✳ 牙齿的护理

乳牙通常在 6～7 个月时长出，一周岁时有 6～8 颗乳牙，多数为切牙，然后开始长尖牙，14 个月开始长磨牙，大约 2 岁半时 20 颗乳牙都长好了。

乳牙通常在 6～7 岁时开始掉，恒牙开始长出。恒牙太早长出是早熟的现象，太晚长出提示发育迟缓。到 12～13 岁时 28 颗恒牙陆续长好。25 岁以后还会长出智齿（多在 30 多岁时出现），如果智齿长歪了或影响咀嚼则需要拔掉。乳牙要出还没出时可以咬咬磨牙棒。新牙生长过程中，不要咬特别硬的食物，容易把新牙弄歪了。

如果恒牙长出了但乳牙没掉，对于已经松动的乳牙可以用绳子系到靠牙根的部位，一抖就下来了，牙根部位用无菌棉球按住 10 分钟（前提是没有血液病），2 个小时之后再吃食物就好了。当然了，家长不敢操作可以到口腔医院处理。

如果恒牙长出了但乳牙一点都没有松动，则需到医院拔掉乳牙。恒牙出了乳牙不掉会影响恒牙的生长方向，很容易长歪。

牙齿已经长歪的孩子，是需要矫正的，要及时到口腔医院就诊。

✳ 关于刷牙

不管是乳牙还是恒牙，从出牙开始就要每天做好牙齿的清洁，不然食物对牙齿的腐蚀是很严重的。牙缝里的食物残渣都要用牙线给清理出来，用软毛牙刷把牙缝刷干净，不然特别容易发生蛀牙，甚至全口牙都会烂掉。再强调一遍——记得刷牙！每吃完一次食物立刻刷牙是最好的保护牙齿的方式，如果做不到，每次吃完食物要漱口。

1. 牙膏的选择

6 个月至 3 岁的宝宝，牙膏要选择不含氟的。牙膏尽量不要吃进肚子，刷牙时有很多细菌，不小心牙膏吃进肚子的话很不卫生。但小宝宝不会吐出牙膏，偶尔会吃进去一些，因此选用的牙膏不能含有有毒成分。

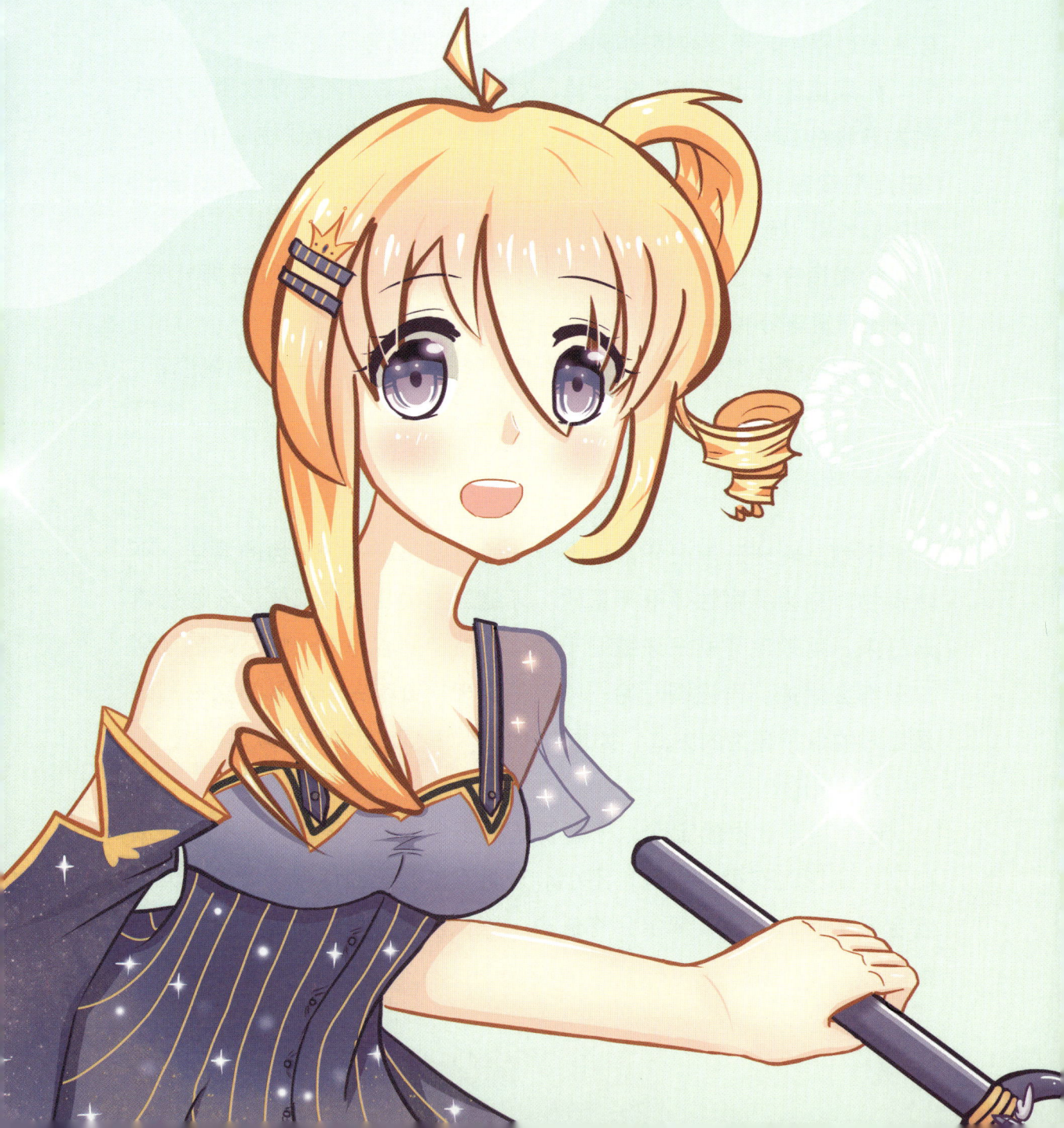

3岁后教会宝宝自己刷牙，这时牙膏可以选择含氟的。3岁内的宝宝每次刷牙用黄豆粒大小的牙膏量就好。随着年龄的增长，牙齿的增大增多，刷牙时牙膏适当加量。

2. 牙刷的选择

年龄越小，选用的牙刷越小。没长磨牙前用硅胶指套牙刷，蘸着温水清洁牙齿上的奶及食物残渣，这个年龄段可以不用牙膏。等长出了磨牙最好使用牙膏，沟沟缝缝才容易刷干净。选用硅胶细毛圆毛尖牙刷，牙刷的宽度跟上下门牙一样宽为好。

3. 如何正确刷牙

3岁以上的宝宝刷牙前先漱口，把口腔里多数食物残渣通过漱口吐掉，然后用牙线把牙缝里大点的食物残渣给剔出来，再用牙膏挤到牙刷上，用水沾湿，开始刷牙面牙缝，把微小的食物残渣刷干净。刷牙时嘴要张开对准洗脸盆，牙膏沫要教会孩子吐出来，最后漱口，把牙膏漱净，再把牙刷洗净甩干，倒放在杯具里，方便下次使用。

上牙的门牙、尖牙的外面和内面向下刷，下牙的门牙、尖牙的外面和内面向上刷。

上磨牙的内面和外面向下刷，下磨牙的内面和外面向上刷，这样也可以很好地刷到邻面的牙缝，以免食物残渣腐蚀牙齿。

磨食物的牙合面左右来回刷，刷牙时不能用力过度，以免伤到牙齿和牙龈。刷牙时至少要2～3分钟才能基本清理干净，刷牙时间稍长点会刷得更干净。

❋ 要不要刷舌苔

如果宝宝的身体是健康的，通常舌面上会有一层淡淡的白苔，这是正常的，不需要去单独刷洗舌面。

如果突然间宝宝的舌面出现了厚舌苔，则提示身体内部出了问题，要及时调理到舌苔退去。此时看舌苔可以了解疾病是向好还是加重，不要去刷舌苔。

如果你临时有重要活动，突然间舌苔厚了，可以刷舌苔。厚舌苔上确实有很多细菌，也提示胃肠功能处于紊乱中，多见于胃肠菌群失调症。刷舌苔后要关注日后的舌苔变化，也就是在关注身体内部的功能变化，不然厚舌苔刷掉了还会继续厚起来。

❋ 站姿、坐姿、睡姿的纠正

站有站相，坐有坐相，睡有睡相，可以保护骨骼内脏不变形。

如果孩子站着、坐着都喜欢驼着背、弯着腰，提示经过前胸后背的经络可能出了问题，要及时调理好。如果只是偶尔这样，一定要提醒孩子站直坐直。

如果睡觉时孩子喜欢趴着睡，提示身体内部气血出现了异常。通过推拿调理，可以纠正这一现象。

出生后宝宝只喜欢偏一侧睡，多见于先天性斜颈，很可能是妈妈怀孕时总喜欢睡一侧导致的，出生后要赶紧调理好。

母乳喂养时如果宝妈总喜欢喂一侧奶，宝宝的头总是躺同一侧，也会导致宝宝习惯性地偏睡一侧，要赶紧左右换着方向哺乳。

宝宝睡觉时找妈妈，脸冲着妈妈总朝一侧睡，这样也不好，此时要及时纠正，妈妈或宝宝要换个方向或位置睡。

综上所述，长期的不当姿势会导致锁骨、肩胛骨、头骨、脸、颈椎、胸椎、肋骨、腰椎、骨盆变形，要及时纠正。

❋ 观察小便

人体的尿液呈淡黄色为正常，刚出生的宝宝尿液色深点、排尿次数少点为正常。随着食量的增加，出生 1 周后排尿次数增加，大约每天 20 次，但一次尿量比较少，因膀胱小，储尿少。1 岁左右的宝宝每天排尿十几次。学龄前儿童每天排尿 6 次左右。

宝宝每天的尿量、次数和颜色个体差异比较大。通常情况下，新生儿和婴儿每天排尿量为 400 ～ 500mL，幼儿每天为 500 ～ 600mL，学龄前儿童为 600 ～ 800mL，学龄儿童为 800 ～ 1400mL。学龄前儿童每天尿量少于 300mL，婴幼儿每天尿量少于 200mL，为少尿；每天尿量少于 30 ～ 50mL，为无尿。

宝宝自出生开始，在尿窝里就用哭来表示抗议，及时更换尿布会减少尿液对宝宝肌肤和寒冷的刺激，以免出现尿疹和感冒，提高舒适感，利于宝宝休息。到 1.5 ～ 2 周岁时，白天有尿，宝宝可以主动去便盆自主排尿，白天憋不住尿就是病态，这时晚上偶尔尿床属正常，所以纸尿裤不能一直穿哦，该训练宝宝的控尿能力了。到 3 周岁时，宝宝夜间有尿也应该知道喊妈妈了，不应该尿床了。还有，每次排尿后都该擦洗"屁屁"，以免滋生细菌。

❋ 观察大便

刚出生 6 ～ 12 小时的宝宝，拉胎粪，呈黑绿色等。每天拉 3 ～ 5 次不等，持续拉 2 ～ 3 天，胎粪排净后转为吃母乳或奶粉后的便便，呈金黄色稀糊或软便，没有泡泡、没有黏液、没有奶瓣，每天 2 ～ 4 次不等，持续到满月。之后每天大便 1 ～ 2 次，或两天一次，个别宝宝偶尔 5 ～ 7 天一次，俗话称"攒肚子"，不作病论。

宝宝的正常大便为黄色软便，便次太多属消化不良。长期多日不便属便秘。有的宝宝吃母乳便次就增多，吃奶粉便次就正常，说明母乳妈妈体质、饮食等原因产生的乳汁对宝宝的胃肠有影响，调理宝宝的同时，母乳妈妈也要调理体质，改变饮食结构。

有的宝宝出生后不排胎粪，需要引起重视，赶紧排查是否有胃肠道畸形，早发现、早就医。有的宝宝出现便秘，大便干硬或多日不便，需要及时调理。

宝宝每天拉便便都要观察，便便里有没有血丝、有没有黏液，以及软硬度、颜色等是否有变化，肛门有没有裂口、有没有痔疮、有没有脱肛、有没有肿胀、有没有化脓、有没有湿疹等，如果有，则说明内脏有火或有寒等变化，此时在大便和肛周表现出来，一旦发现要及早处理，不要拖延，以免加重病情。每次拉完大便要及时清理，给宝宝清洗"屁屁"，这样既可以让宝宝感觉舒服，又可以防止感染。

❋ 如何洗澡

洗澡可以清洁身体，预防细菌滋生，既舒服又促进皮肤血液循环，促进睡眠，但洗澡洗不好也会洗出病来。

多久洗一次澡？是不是天天都要洗澡？显然不是。这要看季节和室内温度而定。小宝宝出生后就洗澡，是洗掉身上的血迹等，之后如果是夏天，室内温度 28℃以上，可以天天洗。以四季分明的地区为例，如果是春天洗澡需要把浴室温度调高，可以天天洗，浴室温度低易感冒。秋天和冬天不适合天天洗澡，4～7 天洗一次就好。因为秋冬主藏，洗澡是开泻，精华之气泻掉对身体不利，毛孔总开又影响防御功能，容易感受风寒而致病。热带地区例外，气温高可以天天洗澡。

每次洗澡的时间宜短，几分钟到十几分钟不等，身体热乎了就结束比较好。婴幼儿洗澡喜欢在水里玩耍，但不要超过 20 分钟，水温 38℃左右为宜。洗澡时间久了，除了浴室空间小易致缺氧而头晕外，太热也容易导致脱水，还会导致皮肤血管扩张，血液过多到达皮肤，体内血容量下降而引起大脑缺血、头晕、恶心、呕吐、发烧等。

空腹或刚吃完饭不要洗澡，否则易引起头晕、消化不良等。生病时不要洗澡，会消耗能量，加重病情。

❋ 作息培养

作息规律从孕期就该好好养成，以免宝宝出生后还是习惯在肚子里的时间。出生后若出现睡眠不足，会严重影响宝宝的发育。

促眠法：以最舒服为度，横搓宝宝的胸腹部，横搓背腰部，上下来回搓胳膊和腿，各操作 10 分钟，天天坚持，可令宝宝快速入眠，促进生长。

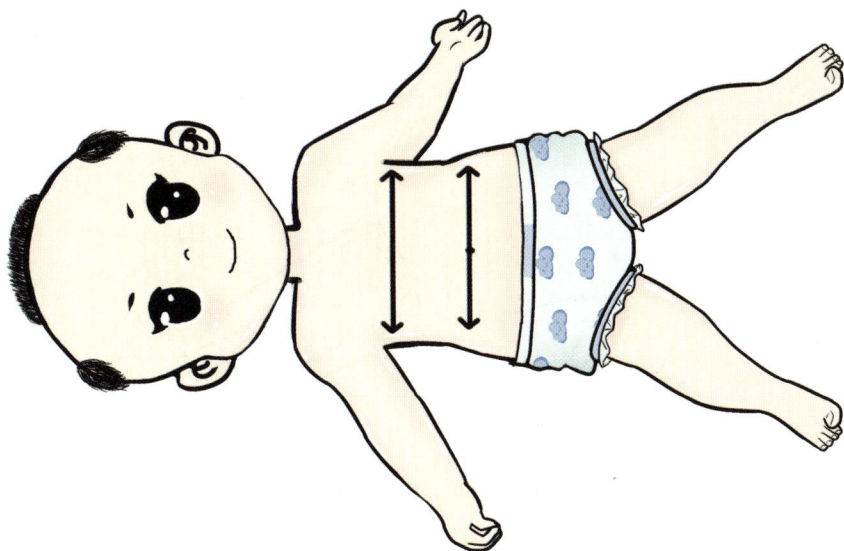

横搓胸腹部

扫码看视频

81

扫码看视频

横搓背腰部

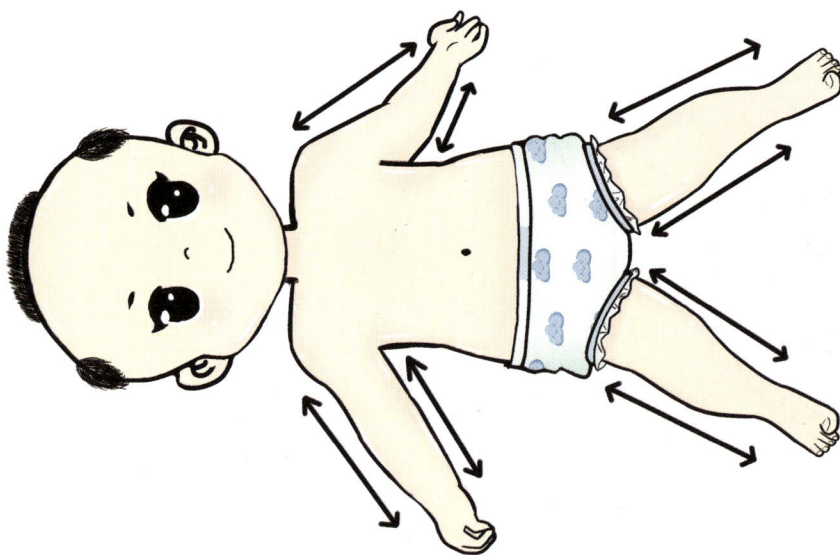

上下来回搓胳膊和腿

扫码看视频

看看每个阶段宝宝都该睡多久——

1个月的新生儿	每天会睡20~22小时，除了吃奶、尿、便、玩，大部分时间都在睡觉
2~4个月的宝宝	每天会睡16~18小时，白天睡三四觉
4~6个月的宝宝	每天会睡15~16小时，白天睡三觉
6~9个月的宝宝	每天会睡14~15小时，白天睡两觉
9~12个月的宝宝	每天会睡13~14小时，白天睡两觉
1~3岁的宝宝	每天会睡10~12小时，白天睡一觉
3~6岁的宝宝	每天会睡10小时，白天睡一觉

良好的睡眠习惯是：每次睡觉前不能兴奋，让孩子安静下来，轻声讲故事或放舒缓的音乐，慢慢推宝宝的胸腹等，宝宝会快速入睡。每天晚上 9 点之前睡觉，早上 7 点前起床，中午 12 点左右睡觉，下午 2 点左右起床，晚上便可以按时睡觉，不然作息会乱掉，影响宝宝的健康。作息已经紊乱的宝宝，不管是几点睡的，早上建议 7 点前起床，之后再按时间睡、起，作息就规律了。

关于睡姿：一定要勤翻身，左侧睡、右侧睡、仰睡、偶尔趴睡，交替轮换，切忌总是一个姿势睡觉，以防把头、脸、脖子睡歪睡偏，日后影响孩子的面容。

❈ 穿衣（盖被）护理

穿衣、盖被必须根据时令、温度、天气变化而变化，才能不让身体受外邪侵袭。小孩子是纯阳之体，又好动产生热量，所以小宝宝穿衣要比大人少半件，盖被要比大人薄为宜，衣服穿到轻微活动不出汗为好，出汗就容易感冒，盖被也是以不出汗为度。衣服穿多、被子盖多会伤阴精，表现为火象，湿疹、发烧、咳嗽等病就来了。当然，也不能穿得太少或盖得太少，过凉也会感受寒邪而生病。

✲ 环境护理

生活环境里，肯定是恒温对人体最好，忽冷忽热都需要人体去适应，适应不了则容易生病，所以要根据生活所在地的风、寒、暑、湿、燥、火等具体情况应对，热了减衣，冷了增衣。室内空气要天天更换，室内温度也要及时调控，减少患病的机会。

✲ 情志把控

喜、哭、怒、恐的情志变化需要监护人来把控，小孩从出生开始就有情志变化，感觉不舒服会哭，随着长大出现各种情绪，需要大人随时发现并及时疏导。情志对人体的影响非常大，过喜伤心和小肠，大哭伤肺和大肠，大怒伤肝和胆，惊吓伤肾和膀胱等，出现上述情形，应该尽快想办法让宝宝平静下来。有的属病态，需要调理。

✲ 运动陪伴

活动，活着就得动，可以锻炼五脏六腑的功能，但动也要有个度，运动过量也会伤及身体。从出生开始就可以帮助宝宝运动，轻轻地活动四肢关节，在一层衬衣外面搓搓全身、搓搓胳膊腿，每个部位操作3～5分钟，每天1次，可以畅通气血，提高免疫力。

宝宝1个月左右，抱起来练习竖头，练习蹬腿。2个月大时让宝宝趴着练习抬头。3个月宝宝练习翻身。4个月宝宝扶着双侧腋下练习蹦跳，手可以很好地拿东西了。5个月宝宝被扶着练习坐。6个月宝宝会独立坐着了。8个月宝宝会爬，扶着栏杆能站起来。12个月宝宝练习独立走。

天气好的话，3个月以上的宝宝就可以接受户外阳光了，但天太热除外，不要中暑了，太冷时不要冻着了，风太大不要吹着了，下雨注意不要被淋着。会走以后，每天陪着宝宝进行户外活动30～60分钟，恶劣天气除外。体内有火的孩子不适合多晒太阳，易"上火"。体内寒大的孩子适当多晒一点太阳，但也不能太过。

☀ 伤害预防

小宝宝的安危，掌握在监护人手里。初生牛犊不怕虎，说明此时的宝宝真不知道什么是危险，大人不看管好会产生严重的后果，甚至出现生命危险。身上是否有皮套等物品缠绕致组织坏死，窗户是否有安全护栏，翻身能否掉下床，宝宝爬行周围有没有伤害物，行走时会不会摔跤，电源插座是否能碰到，蜜蜂、狗、公鸡等动物能否伤害到宝宝，热水是否会烫到孩子，走路时如何躲避车辆看红绿灯，小朋友之间打闹如何保护自己，有毒食物是否告知孩子严重后果，父母的名字、电话、家庭住址有没有让宝宝熟记，万一走失学会找警察叔叔，陌生人给的东西不能要也不能跟着他走，不给除了家人之外的人开门等诸多能伤害到宝宝的情况，都要告知。

此外，什么行为是性骚扰，什么行为是性侵，哪里能碰，哪里不能碰，什么情况下谁可以接触身体、碰私密处，一定要让孩子知道。不管男孩女孩，要让孩子有保护自己的意识。父母不要在孩子面前做夫妻之事，言传身教很重要。到了让孩子自己睡的年龄一定要与孩子分开睡，这样可以锻炼孩子的胆量，让孩子学会独立。

❋ 电子产品控制

现代社会电子产品无处不在，宝宝久视就成了看管难题，再难也要控制，因为宝宝的眼睛还在发育中，很脆弱，过度疲劳，眼球容易变形，弱视、近视、远视、散光、斜视、抽动症等随之而来。电子产品看多久合适呢？如果没有眼睛疾病，建议每天只看 10 分钟为宜。已经患有眼疾的宝宝，一分钟都不要看了，可以选择听。

❋ 测量宝宝每分钟的呼吸次数、脉搏频率

测呼吸次数和脉搏频率，一定要在安静的环境下，没有发烧，没有刚吃过饭，没有运动，没有大的情绪波动，此时测量是准确的。

新生儿	呼吸40～45次/每分钟	脉搏120～140次/每分钟
1岁内	呼吸30～40次/每分钟	脉搏110～130次/每分钟
1～3岁	呼吸25～30次/每分钟	脉搏100～120次/每分钟
4～6岁	呼吸20～25次/每分钟	脉搏80～100次/每分钟

预防调摄篇·喂养

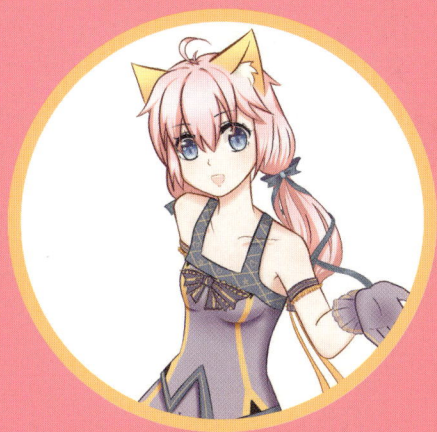

友情提示

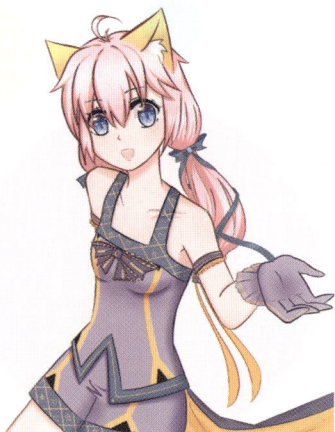

　　本书所述方法用于日常保健调理，未病先防，如需治疗请在医师的指导下进行，遇到紧急情况请及时送医。

如何选择喂养方式

喂养方式分为母乳喂养、人工喂养（奶粉或纯奶）和混合喂养（母乳＋奶粉或纯奶）三种。

究竟哪一种方式好，妈妈们时常纠结，因为有人过度夸大了母乳喂养的功效。其实，应当根据实际情况做出选择，适合的才是最好的。如果宝妈身体健康，乳汁不寒不热，母乳喂养会让宝贝茁壮成长。假如宝妈患有传染病、肾炎、糖尿病、恶性肿瘤、精神病、癫痫、严重的心脏病或肺病等，则不适宜选择母乳喂养。宝妈如果身体不好，产生的乳汁质量也好不到哪里去，会影响宝宝的生长，这种情况选择人工喂养为宜。

另外，如果宝妈的乳汁跟宝宝的体质相反，宝宝吃了会发生腹泻，而吃奶粉或纯奶就不腹泻，那就选择人工喂养。吃什么都腹泻，那是宝宝胃肠功能不好，需要推拿调理。有的宝宝单吃母乳腹泻，再吃点奶粉或纯乳就不腹泻了，可以选择混合喂养。如果宝妈的乳汁很少，那就干脆选择人工喂养，这种时候还在执着于母乳喂养好，将严重影响孩子的发育。

要不要给宝宝绑腿

不要给宝宝绑腿，否则会影响宝宝的下肢血液循环，影响骨骼、肌肉、血管、神经的供血供氧，绑得紧还有可能引起下肢坏死。如果出生时腿部骨骼出现内翻或外翻等情况，除了严重畸形的需要手术外，可以通过轻轻按压或推拿进行矫正，需要专业人士的指导。

✎ 吃得太饱为什么爱有病

正常人，不能一直处于工作状态，如果一直没有休息，人很快就会生病甚至危及生命。那么，我们的脾胃也是如此。总是在吃或吃得太饱，相当于无休止地让脾胃工作，脾胃累坏了就会罢工，吃进去的东西不消化、不吸收，自然脾胃有病、肺肠有病、肝肾有病等，各个系统都依赖脾胃提供营养的来源没有了，病就都来了，今天感冒，明天发烧，后天咳嗽，继而发育迟缓，让你烦恼无休止。所以，不要吃到感觉很撑（十二分饱），也不要感觉到饱（十分饱），而是要吃到要饱但还能吃进去一些（八九分饱），下一顿饭还会有饥饿感，还想吃饭，这是在脾胃的承受范围之内，这样才能更好地消化和吸收，宝宝长得就好。

✎ 吃得太少为什么影响发育

生长发育需要营养素，那就是能量、蛋白质、脂肪、碳水化合物、维生素（如维生素 A、维生素 D、维生素 E、维生素 B_1、维生素 B_2、维生素 B_{12}、维生素 C、叶酸、烟酸）、各种微量元素（如钙、铁、碘、锌），这些营养素来自哪里？来自食物。

这些营养素除了每天的消耗外，还要为长身体提供保障，所以吃得太少是大问题，对五脏六腑的损害比较大，会导致发育迟缓。

零食为何不要吃

多数零食比较干燥，这类食物对胃的损害非常大。在六腑中，胃是最怕燥的，胃喜欢润，吃进燥性食物，胃火一下就会上来，影响消化和吸收，脾胃生肺和大肠，肺火也会上来，出现咳嗽、喘、咽喉肿、发烧等症，肺和大肠相表里，便秘也随之而来。肺生肾，肺有热就生不出肾水来，肝木缺少水的濡养，肝火就会旺，肝火熏蒸，心血就亏，全身来病，影响生长发育。

零食一点都不好，你还给孩子吃吗？正确的吃法是：五谷（最主要的营养素来源）＋些许肉、蛋、奶＋些许蔬菜＋少量水果。

亲眼所见3岁多的宝宝，家长天天给零食吃，颈椎里长肿物，脖子疼得无法入睡，后来经过推拿调理，肿物缩小了，脖子也不痛了。孩子出现健康问题，有时候原因真的是出在家长身上。

鱼虾为什么有些宝宝不能吃

有些宝宝吃什么都没事，脾胃就是强壮，身体就是好，父母遗传得好。但太多的宝宝不是这样的，碰上鱼虾就来病，不管是海里的还是河里的鱼虾，千万不能吃了，谁让我们有病了呢？很多家长认为，不吃鱼虾，孩子会没有营养，这是误区。蛋白质丰富的食物有很多种，

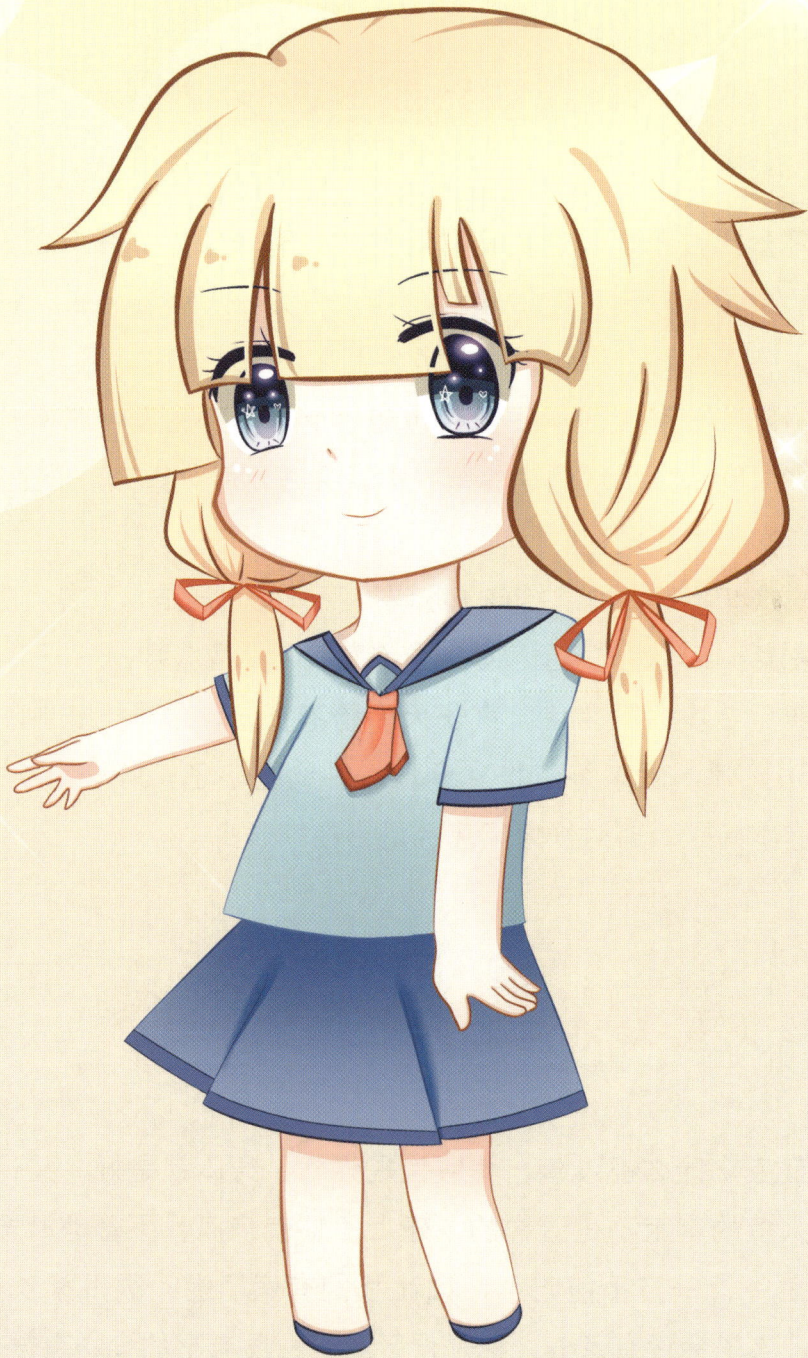

根据自身的体质选择适合自己的，补充身体的需要就足够，吃对了才能少生病，人活着并非要把所有的食物都吃全，只听宣传什么食物好就盲目跟风，很容易吃错。适合自己的才是最好的。

有些食物无毒，可以天天吃；有些食物有微毒，少吃；有些食物毒大，就不能吃。鱼虾是非常发性的食物，网络上流传的海物、河物属寒性，这是误传。有的孩子一吃鱼虾就发烧，一吃就扁桃体化脓，一吃就鼻炎犯了，一吃就哮喘发作，一吃就便秘，一吃就出现抽动症，一吃就厌食，一吃就腺样体肥大，一吃就淋巴结肿大，一吃就患湿疹等。这些问题一出现，家长便一头雾水，不知道是什么原因。其实，多因吃鱼虾发出的热毒存留体内所致，轻者反复生病，重者长肿物等。总吃发物，经络会阴虚血少，毒素存留，阴阳失衡，小孩则生长缓慢，也会影响大脑发育等。

✎ 宵夜是如何损害宝宝脾胃的

晚上 7 ～ 11 点是人体一天中脾经和胃经得到气血濡养最少的时刻，不该吃饭，因为消化食物需要足够的气血参与，才能获取更多的养分，这个时刻脾胃气血少，功能弱，再让它们继续工作，就会伤到脾胃，吸收不良又导致脾胃不生肺，进而出现肺病，肺又克制不住肝，肝火又上来了，肺不生肾水，没水灭肝、心之火，心火又过度克伐肺，肺病雪上加霜，久而久之，恶性循环，导致全身病痛。伤脾后水液代谢不掉，存留体内，人会发胖。最该吃饭的时刻是早上 7 ～ 9 点，此时正是脾胃气血旺盛的时刻，脾胃供给你全身的营养，精神爽爽。

✏️ 抗生素是如何削弱宝宝免疫力的

关键时刻药可以救命，但不能久用，不能像吃饭一样天天用。抗生素是化学药品，自然有其毒性，毒害肾，毒害肝，毒害胃肠，毒害心，毒害脑，哪个脏腑被毒害了都会像路段堵车一样，一处堵处处堵，最终道路完全不通。毒害副作用快的立刻显现，慢的若干年后显现。受到毒害的经络气血运行不畅，缺少气血，功能不佳，免疫力下降，抵抗力差，更何况用药也不是所有的病毒、细菌都能杀死。但可以肯定的是，好的细胞也会被杀死，会导致感冒不断，外邪入侵，各种病毒、细菌反倒相继感染你，一会儿血液病，一会儿肺病，一会儿肾病，一会儿肝病等，病无休止。所以，用药要有选择性，不可过度医疗，人体是有自我修复能力的，在推拿外力的帮助下，可以实现无毒调理。

✏️ 为什么要按时喂养，不是按哭喂养

不管是刚出生的宝宝还是几岁大的宝宝，甚至是几十岁的大人，饮食都要有节制，小宝宝的脾胃没有发育健全，如果一直在吃，脾胃的负荷过大，就会伤食，反而导致吸收不好，出现腹泻、呕吐、腹胀、咳嗽、发烧、湿疹、睡眠不好、生长缓慢等诸多病症，但是我们又要保证人体正常的营养所需，所以要定时吃喝。

有些宝宝醒了就哭，不一定是饿了，也许是渴了，想要喝水。有人说，小孩喝奶就可以了，不需要喝水，这是误区。尤其是火大的孩

子，需要喝水降火，但喝水也要有度，过量会发生水中毒。宝宝哭，还有可能是身体哪里不舒服，家长误以为孩子要吃的，一直在喂，小宝宝对饱的控制力不是很好，等到感觉饱已经是十二分饱了，这样就容易生病。至于宝宝为什么哭，一定要排查有没有腹胀、腹痛。宝宝心火旺也会哭，要及时进行推拿调理。有的宝宝胃火太旺，导致食欲亢进，这种胃火推下去就好了。总之，需要定时喂养，不要一哭就喂。如果宝宝一直睡觉不醒，吃奶时间了，需要唤醒宝宝喂奶，时间久了不吃奶容易引起低血糖。持续不想吃奶的宝宝可能是有病了，要早发现、早调理。

✎ 如何给宝宝喝水

婴幼儿每天大约需要的水量 = 100 ～ 110（mL）× 体重（kg）。体重参见附篇"宝宝出生后到 12 岁体重、身高表"。每天除掉奶中的水（纯奶除外）及粥、蔬菜、水果等水分，就是应该摄入的水量。

从出生就可以给宝宝补充水，因为母乳没下来，宝宝不能长时间不进食，出生 15 分钟就可以吸吮妈妈的乳汁，也就是说，刚出生不久就可以喂水或奶粉，取用 37 ～ 40℃的温水，每次 15 ～ 30mL。日后在两顿奶之间喂水。如果马上要吃饭、喂奶，就不要喝水了。不能用饮料、奶制品代替水。刚吃完饭，如果吃得比较干，可以适量喝水。不要等到渴了再喝水，那样体内缺水已经达到 30% 了。火大的孩子喝水多，感染疹、痘病毒的人喝水多，肺、脾、肾水液代谢出问题的人也喝水多。发烧、呕吐、腹泻、感冒、咽喉肿痛、口腔炎、出汗多、唇干、天气热等情况，应该多喝水。

宝宝养得好是什么样的

妈妈乳汁足或人工喂养及时，宝宝每天尿量多，大便正常，每一觉睡的时间长，睡得安稳，精神活泼，反应良好，喜欢运动，互动良好，没事不哭闹，身高、体重迅速增长，这就是养得好。反之，就是养得不好。

母乳喂养

有乳头内陷的宝妈，孕期就该按摩、牵拉乳头，每次 15～30 分钟，每日 3～4 次，以便宝宝出生后可以吸吮。在母乳喂养前，宝妈要用温水清洗乳头，以免细菌或衣服毛毛进到宝宝的嘴里。母乳太多太呛的话，妈妈要用食指和中指适当掐住乳晕周围，以免乳汁流速太快，令宝宝咳呛。每次哺乳后，挤出少许乳汁涂到乳头上，可以护肤，防止乳头皲裂。

✳ 如何拍嗝

给宝宝喂完奶后要竖着抱，让宝宝的头靠在妈妈的肩上，注意不要堵住宝贝的鼻子和嘴，用空心掌轻轻叩拍宝宝后背 5 分钟左右，使宝宝打嗝 2～3 下，让吸进胃里的气体排出来，以免发生胃胀气或溢奶。宝宝拍嗝后右侧位躺 20 分钟左右，不要平躺，刚吃完奶不要搬动或让宝宝有大动作，预防吐奶。

❋ 喂奶的姿势

　　宝宝要头高脚低位，要在宝宝清醒时喂奶，如果宝宝躺着，宝妈应该用手支撑其头部并侧卧，这样乳头会跟宝宝的嘴对齐，让宝宝完全含住乳晕。也可以用手把乳房托起来，乳头高度跟宝宝的嘴正好对齐，这样方便宝宝吸吮。躺着喂奶时，宝妈一定不能睡着，否则乳房容易把宝宝的鼻子和嘴堵住，极易发生窒息，必须当心。最好的喂奶方式是：妈妈坐着，把宝宝斜抱起来，侧躺在妈妈怀中，每次喂奶时间为 15～20 分钟，一侧乳房吸吮 7～10 分钟，换到另一侧继续吸吮，不要总吸一侧乳房，除了容易把宝宝的脑袋躺偏外，宝妈的乳房也会出现一个大一个小，日后影响美观。

✎ 人工喂养

❋ 如何选择奶瓶

　　玻璃奶瓶：优点是安全、容易清洗、不易变形。缺点是容易摔碎。

　　塑料奶瓶：优点是不易摔碎，前提是合格产品，不含双酚 A 成分。缺点是不易洗干净。

　　硅胶奶瓶：适合各个年龄段的宝宝。优点是抗高温，不易变形，无毒，不易破。

　　奶瓶口径的选择：选择大口径的，使用、清洗都方便。

　　奶瓶容量的选择：根据每个年龄段吃奶量的不同选择奶瓶的容量。

　　此外，建议选择奶瓶上刻度清楚的，这样能准确知道喂的奶量。

❋ 如何选择奶嘴

奶嘴材质的选择：乳胶材质或硅胶材质的都可以，前提是必须是合格产品。

奶嘴口径的选择：选择大口径的，方便清洗。

奶嘴软硬度的选择：建议选择软奶嘴，硬奶嘴容易把宝宝的嘴磨破。

奶嘴孔的选择：选择有透气孔的奶嘴，这样透气性好，以免宝宝吸奶时吸入过多的空气而引起腹胀。小圆孔适合 3 个月以下的宝宝使用；中圆孔适合 3 个月至半岁以下的宝宝使用；大圆孔适合半岁以上的宝宝使用。此外，Y 形孔、十字形孔适合 3 个月以上的宝宝使用；一字形孔适合半岁以上的宝宝使用。

需要注意的是，奶嘴发黄、发硬、浑浊、破裂时，要立刻更换。

❋ 如何冲泡奶粉

一般用 45℃左右的水冲泡奶粉，充好可以喝的奶液温度在 37 ～ 40℃之间，奶粉与水的比例请按照说明冲泡。喂奶时，奶瓶与下嘴唇之间大约呈 45° 角，这样气泡不会被吸入，又正好方便宝宝吸吮。喂奶姿势同母乳喂养。

❋ 如何清洗奶瓶

把奶瓶中多余的奶倒掉，把奶瓶卸下来，用奶瓶刷把奶瓶内侧、螺旋纹处、奶嘴处都刷净，有吸管的也要用吸管刷刷净，用流动的水冲净，奶瓶最好每天消毒一次。

宝宝吐奶时正确做法

如果宝宝平躺时吐奶了，正确的做法是立刻把宝宝的身体和头转向侧面 45°，用空心掌叩拍宝宝后背，力度适当，让宝宝鼻子和嘴里的奶流出来，以免吸进气管，发生窒息或吸入性肺炎，最后做好宝宝鼻腔和口腔的清洁。

如何给宝宝添加辅食

为了增加婴儿生长发育的需要，宝宝从 4.5 个月开始添加米粉，就是吃辅食的开始，如何加辅食至关重要，加不好脾胃就会受伤。

如何加盐：1 岁以内的宝宝做辅食时不要另外加盐，配方奶粉或食物本身都含有一定量的盐分，足够这个年龄段孩子的盐分需要，盐吃多了容易引起肾衰。1～2 岁的孩子每天盐的摄入量不超过 1.5g。2～3 岁的孩子每天盐的摄入量不超过 2g。3～5 岁的孩子每天盐的摄入量不超过 3g。5～7 岁的孩子每天盐的摄入量不超过 5g。7 岁以上的孩子包括成人每天盐的摄入量不超过 6g。买个小秤，按照每天盐的摄入总量分摊到每份菜里。

刚开始米粉要冲稀一点，量要按照说明书的要求来，日后慢慢加量，切忌一下喂太多，以免宝宝消化不了。添加辅食应从少到多，从稀到稠，从细到粗。在婴儿健康、消化功能正常时添加。每次添加一种辅食，适应后再加另一种。10 个月前每天只吃一次辅食，每次只吃一到两样菜，不要大杂烩，影响消化。从 10 个月开始，每天加两顿辅

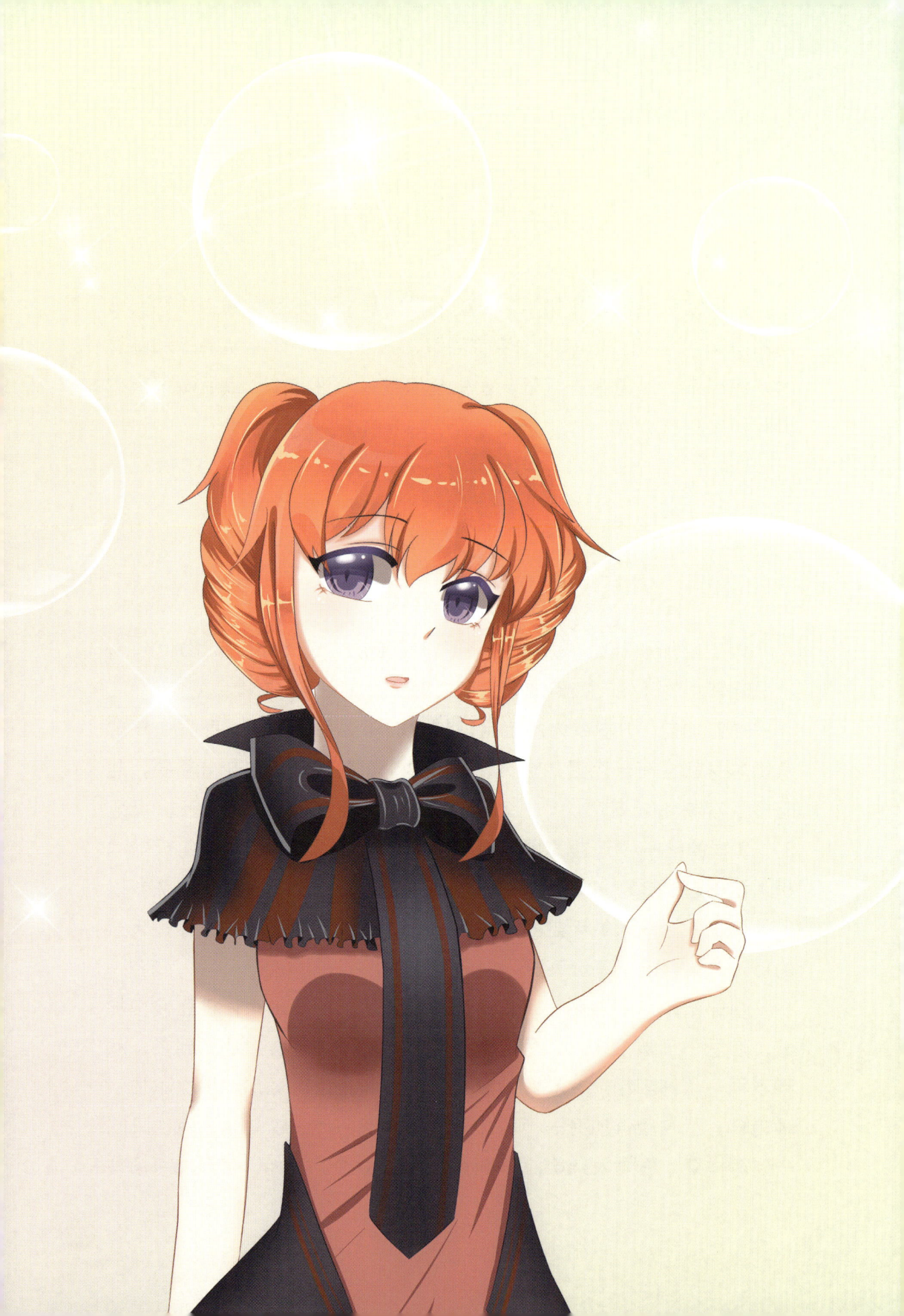

食，吃饱奶后 2～3 小时加辅食。在宝宝没长磨牙前，都要吃糊状或特别软的食物，因为磨碎食物由磨牙负责。食物不磨成糊状，宝宝消化吸收不好，就白吃了。14 个月后有了磨牙可以自己磨碎食物了，就以粮食、蔬菜等为主，奶为辅助了，这个时候可以断母乳了，加奶粉或纯奶都可以。每天吃三顿正餐，正餐后 2～3 小时加吃奶或水果等。食物和奶都要温热的比较好，免得刺激脾胃生痰饮。

水蒸蛋羹一定要做得水嫩水嫩的，千万不要蒸得干巴巴的。宝宝 6 个月开始添加，从一个蛋羹的 1/6 开始加起，逐渐加量；7 个月时每天吃一个蛋羹的 1/5；8 个月时每天吃一个蛋羹的 1/4；9 个月时每天吃一个蛋羹的 1/4；10 个月时每天吃一个蛋羹的 1/3；11 个月时每天吃一个蛋羹的 1/2；到 1 周岁时可以每天吃一个蛋羹的 2/3。不要吃煮蛋，太硬，增加宝宝消化的负担，容易积食。等到一岁半之后再吃煮蛋，每天吃半个，两岁半之后一天吃一个，幼儿煮蛋不能吃多，每次一个封顶。总而言之，蛋羹比煮蛋好消化和吸收。

从宝宝 7 个月开始加菜泥，必须把菜用机器打成浆，用水煮熟，尤其是菜叶也要打成浆，煮的烂也不行，不是乳糜状的东西胃消化不了。宝宝没有磨牙，不能磨碎食物，前面几颗切牙是负责切碎食物的，不能磨碎食物。磨牙是第一道粉碎机，食物磨得越细越碎，胃越容易进一步消化，不然大片大块食物进来后胃不识别，认为不是它的工作范围，会直接进入大肠拉出去，不被消化，白吃了，所以这就是为什么有的宝宝大便里有菜叶子或块状物等破破糟糟的没消化的东西。

7 个月时每次加菜泥 1 小汤匙；7.5 个月时加菜泥 2 小汤匙；8 个月时加菜泥 3 小汤匙；9 个月开始可以每次加 1～2 小块石膏点的豆腐（小宝宝不建议吃卤水豆腐）；10 个月开始可以根据体质选择寒热属性的鱼肉（体热者选寒性、凉性、中性的鱼，体寒者选热性、温性、中性的鱼），每次 1～2 小块（鱼肉质发硬的不适合吃）；到 1 周岁时每次吃菜泥不超过 1/2 碗。菜泥可以根据体质选择寒性、热性或中性的蔬菜，选择容易煮烂、易消化的蔬菜做菜泥（食物属性表参见《一推就好 2：成人篇》），比如土豆泥、南瓜泥、胡萝卜泥、菠菜泥、西红柿泥、大白菜心泥、小白菜泥、西蓝花泥、油菜心泥、萝卜泥、冬瓜泥、茄子泥、丝瓜泥、黄瓜泥等。

除了吃奶、蛋羹、菜泥、煮得软烂的面条 / 米粉、地瓜外，7 个月开始可以加吃大米粥 / 小米粥，或把馒头撕成小块放到粥里泡软了吃。7 个月时每次加 3 小汤匙，每日 2 ～ 3 次；8 个月时每次加 5 小汤匙，每日 2 ～ 3 次；9 个月时每次加 7 小汤匙，每日 2 ～ 3 次；10 个月时每次加 9 小汤匙，每日 2 ～ 3 次；11 ～ 12 个月时每次加量不要超过 2/3 碗。

1 周岁之内先不要加肉和水果，周岁后从肉汤加起，先用少量的肉汤做菜，做面条，做汤吃。水果先吃蒸熟的，慢慢过渡到喝少量果汁（温热了吃）。一岁半后吃水果，比如吃苹果：每次从 1/5 开始添加，直到 6 岁后可以一次吃一个苹果。有人说不吃水果缺乏营养，但你不知道的是，小宝宝的脾胃较弱，脾在五脏里最怕湿、凉、冷，多吃水果会生湿生痰，容易发生咳嗽、感冒、肾寒、吸收障碍等，所以吃水果要适度，保护好脾胃的正常功能是重中之重。如果食物吃得不全，可以适量添加儿童复合维生素。

✏️ 维生素要不要吃

如果进食不足，维生素一定会缺乏，表现出病症，需要及时补充。平时小宝宝的生长发育较快，需要的营养素较多，日常饮食往往不能满足身体的需要，也需要补充。维生素究竟吃多少？建议去医院查一下，缺什么补什么，缺多少补多少。平时要不要补充？要，每天按照生理需要量补充。维生素是不是吃得越多越好？肯定不是，吃多会中毒，所以吃什么都要有个度。

小朋友要怎样吃糖

糖对大脑、神经有濡养作用，参与代谢，促进蛋白质合成，润肠通便，改善低血糖等，是人体重要的营养素之一。从怀孕开始一直到有生之年，不能没有糖，但不能过量。

糖摄入过量的危害：①龋齿。牙齿早早坏掉了，除了不美观，也不能完成牙齿的功能。②糖吃多了会使血糖骤高骤低，引起头晕、注意力不集中。③糖吃多了会导致缺乏维生素和微量元素，因为糖吃多了代谢增加，代谢会消耗更多的维生素和微量元素。④糖吃多了抑制食欲，厌食会导致营养不良。⑤摄入过多的糖还会使更多的糖转化为脂肪，形成肥胖。

孩子要不要吃保健品

孩子要不要吃保健品？不要吃！保健品中含有什么成分你并不知道，你的孩子是什么体质你也不知道，乱吃会吃出病的。曾见过一个女孩，6岁多开始吃保健品，吃了半年，查出性早熟。

✎ 体检有没有必要做

　　体检有没有必要做？有必要，尤其是小宝宝，必须定期体检，早发现问题早解决。成年人一年一次体检也是必要的，早发现疾病，趁着没有严重，赶紧调理，恢复就快。有些病，平时没感觉，等有了感觉去检查，结果就非常严重，甚至危及生命。所以，不要等病成了气候、占了上风，这时再心慌意乱，六神无主，不仅耗费财力，身体也会受到重创。还有些人受陈旧思想的影响，有病忌讳去医院检查，这样是对自己不负责任，等病重了，病来如山倒。时代不同了，请多多爱护你自己。

✎ 吃多、吃少、吃药出现问题案例警示

　　吃坏实例 1：宝宝出生 5 个月开始，每天三餐给吃牛肉、猪肉、鸡肉、鱼虾，说什么不吃没有营养。大家都该知道，1 周岁以内是以奶为主，吃了这个年龄段不该吃的，脾胃受伤，吸收罢工，结果全身皮下脂肪消失，皮肤皱皱巴巴。所以，家长需要知道常识，吃要适量，不能饿着，也不能吃错，你的宝贝才会健康。

　　吃坏实例 2：孩子 4 岁多，妈妈整天纠结宝宝的大便是羊粪球状。为了调大便，不给孩子吃饭，只吃一种保健品，半个月后，孩子大肉瘦削，皮下脂肪完全消失，只剩骨头和皮了，孩子瘫痪了，只能坐轮椅。宝宝精神萎靡不振，没有食欲，去了很多医院都被拒接，无奈来寻求推拿调理。我出了方子，教会宝妈给孩子推拿了几天，患儿食欲

转好了。推拿不到 10 天，患儿的皮肤不皱巴了。推拿不到 3 周，孩子可以站起来到处跑了。推拿救了宝宝一命。当时我告诉他妈妈，再这样下去人就没了，你必须给孩子吃饱饭，给他制订食谱，且要天天向我汇报，不吃不行！这个妈妈说，一吃饭，孩子舌苔就有些厚，不敢给孩子吃，怕积食，怕拉羊粪球。我想说的是，不给孩子吃饭会死人的！小毛病不影响生存，不要偏执！有的人一辈子都拉羊粪球，一辈子都有点厚舌苔也活着呢！所以说，宝爸宝妈们，让孩子好好吃饭，拉羊粪球、厚舌苔这些健康问题小儿推拿能调好！

吃坏实例 3：孩子 2.5 岁，脑袋很扁，头向前倾，一看动作和语言就跟正常孩子有很大的差别。为什么这样？几乎没给孩子吃过粮食、蔬菜、水果、肉蛋类食物。为什么不给吃？原因是一吃孩子就尿潜血

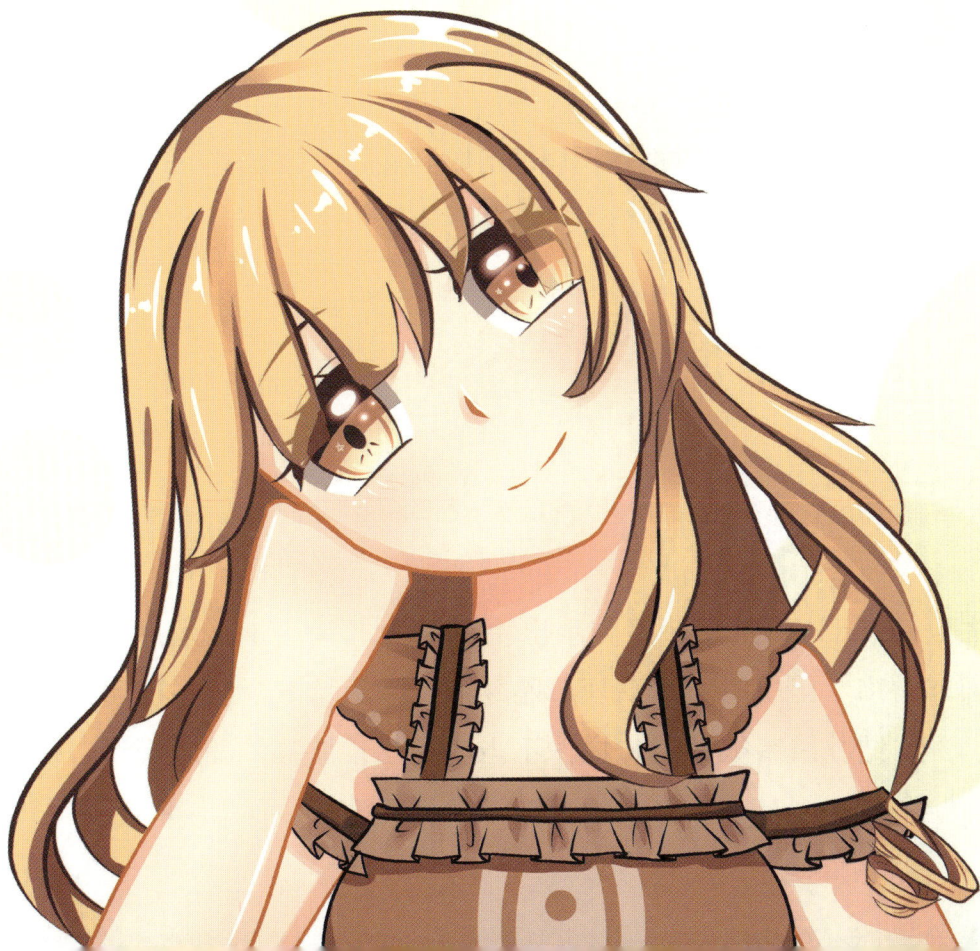

1+，只吃奶粉尿检就是阴性，所以家长只给孩子吃奶粉。我告诉这个家长，孩子生长都需要什么营养素，必须吃粮食。人群中会有体质差异，就像有的人体温生来就是 38℃，他并没有感到任何不适，生活了一辈子。不要总纠结这个潜血，更何况尿潜血可以通过推拿调理好。拥有高学历的父母说在网上查的，尿潜血会怎样怎样，所以就这样这样，我跟他们讲了很多，个别人尿里也有潜血，甚至携带一辈子都没事，在没有化验的岁月里，人们不知道自己的尿如何，也照样活，不能只看化验单活着。随着营养的缺乏，孩子的身体会越来越糟糕，怎么讲就是不通，就在那执着于数据，孩子遇到了这样偏执的父母也是一种悲哀。

吃坏实例 4：孩子 3 岁，发烧，妈妈天天给孩子吃退热药，吃了 4 天后，宝宝的血细胞减少，医院怀疑是血液病，其中血小板减少到 3 万，孩子满身满嘴都是出血点，不吃饭，依然发烧。推拿调理后烧退了，有了食欲，红细胞、白细胞、血红蛋白都正常，血小板也在提高，推拿的同时配合冲击疗法治疗而痊愈。妈妈们，药可以吃，但不可乱吃，是药三分毒，请遵医嘱。有时候通过推拿调理即可收到良好的效果。

✏️ 新生儿如何喂养

✳️ 新生儿身体脏腑特点

从出生到 28 天为新生儿阶段。刚出生 1 周内非常关键，发病率和死亡率都非常高。出生时及时清理口腔黏液，以免堵塞呼吸道而引起吸入性肺炎。结扎脐带很关键，操作不当容易出现脐疝。随时观测宝宝的脸色、唇色、体温、呼吸、心率等。小宝宝的身体对温度的调节能力差，不要捂多了，否则体温会升得很高；也不能太冷，否则易患新生儿肺炎或硬肿症。室内温度保持在 22 ～ 27℃为宜。

小宝宝的胃就跟他们自己的小拳头那么大，所以小小的胃很容易吃饱。因为生长的需要，也很容易饿。这时候的小胃只能消化奶，不能消化饭和菜。膀胱的大小也跟胃差不多，所以存不了多少尿，一会儿一尿。肺经也较弱，容易出现咳嗽、肺炎、湿疹。如果火大或太寒或维生素缺乏，会导致全身血管脆性增加，容易发生脑出血、胃出血、皮肤出血、尿血、便血等。此时大脑还没发育健全，所以很多功能还没有。

❋ 新生儿怎么吃

母乳：产后 15 分钟到 2 小时内就可以开奶，宝宝吸吮促进乳汁分泌，加快产后宫缩恢复。奶量每次 30 ～ 60mL 不等，每次间隔 2 ～ 3 小时，每天喂 6 ～ 8 次，每天排尿 6 次以上，排便 2 ～ 4 次。如果宝妈无法统计奶量，某一天可以把奶挤出来，温一下给宝宝喝，掌握一下一天的奶量。随着宝宝天数和体重的增加，以后逐渐增加奶量，也有胃口大的宝宝，可适当加量。

喂奶粉：按照奶粉说明冲泡。

喂全牛奶：全奶需要稀释，需要加糖，微微有些甜就好，不要太甜。需要熬煮杀菌，晾温了再喝。稀释比例：出生前 2 周，2 份奶 + 1 份水；出生第 3 周，3 份奶 + 1 份水；出生第 4 周，4 份奶 + 1 份水。满一个月后就不用稀释了，喝全奶。

✏️ 婴儿如何喂养

❋ 婴儿身体脏腑特点

1～12个月为婴儿阶段。身体生长非常迅速，需要大量的营养，但宝宝的消化系统还没有健全，脾胃功能弱，容易出现消化和吸收问题，此时应及时体检，强制性疫苗要接种。出现问题要随时调理。天气允许时接受户外活动。在家不要忘记给宝宝进行推拿调理，如身体前后横搓、胳膊腿来回搓，可促进气血畅通，令宝宝快速成长。随着宝宝越来越大，脏腑也在变大，奶量增加，水量也增加。

❋ 婴儿每天怎么吃

1个月婴儿奶量	每次喂奶80～120mL，3～4小时喂1次，每天喂奶7次
2～3个月婴儿奶量	每次喂奶100～150mL，3小时喂1次，每天喂奶6次
3～6个月婴儿奶量	4小时喂1次，每天喂4～5次。每次喂奶量：3～5个月每次喂奶150～200mL；5～6个月每次喂奶200～220mL，奶量一天不要超过1000mL。4～5个月开始加喂米粉、米汤辅食。5个月开始只在白天喂奶，断夜奶
6～9个月婴儿奶量	4小时喂1次，每天喂3～4次，每次喂200～220mL。6个月后开始，每天从1/6个鸡蛋羹或鸭蛋羹加起，慢慢增量，到1周岁每天加到2/3个蛋羹。7个月开始，每天加一种菜泥，从一小勺开始加起，逐渐加量，烂烂的粥或烂烂的面条也从几勺加起，加到1周岁时的多半碗。辅食每天吃一次，让宝宝用手练习抓食物吃
9～12个月婴儿奶量	4小时喂1次，每天喂3次，每次喂200～220mL。每天加两次辅食。1周岁可练习自己拿勺子吃饭

✏️ 幼儿如何喂养

❋ 幼儿身体脏腑特点

1～3岁为幼儿阶段。此时脾胃更加适合吃饭了，磨牙长出来了，会咀嚼了，当然食物不能太硬。可以独立行走，运动增加，代谢快，容易饿，但吃多了容易积食。

❋ 幼儿每天怎么吃

1～3岁的幼儿，正常吃三餐，三餐的菜不重复。两餐之间各加一次奶，每次180～200mL。水果少许，一天一次。晚上过了7点不要进食。

✏️ 学龄前儿童如何喂养

❋ 学龄前儿童身体脏腑特点

3～6岁为学龄前阶段。此时身体协调能力越来越好，运动多，时间长，食量明显比幼儿时多，只要根据体质选择饮食，患病频率会大大降低。这时候的宝宝多数时间在幼儿园，家长要根据幼儿园的温度给孩子穿衣，训练宝宝热了自己脱掉外套，感觉有些冷则赶紧加衣服；给宝宝准备汗巾，出汗了自己放到后背衣服里面，不然容易感冒；

告诉宝宝在幼儿园刚睡醒时要尽快穿衣服，预防感冒。当然，这对孩子来说有些困难，但也要训练。

☀ 学龄前儿童每天怎么吃

学龄前儿童，正常吃三餐，两餐之间各加一次奶，每次 200mL 左右。水果少许，一天一次。杜绝零食。由于宝宝的体质不同，应选择适合自己的食物。如热性体质不宜吃热性食物，寒性体质不宜吃寒性食物。不能吃的食物，如果吃了就容易得病，时间久了体质越来越差，影响大脑发育，影响健康成长。

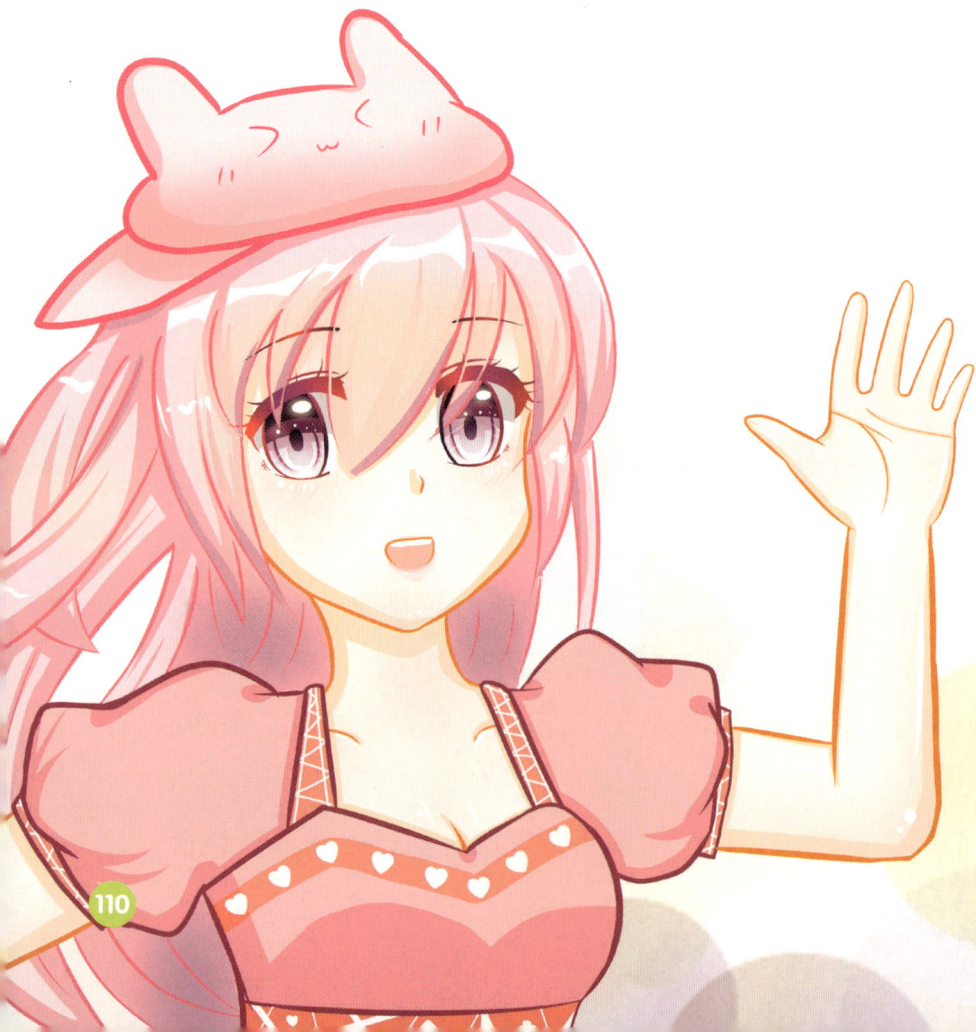

疾病推拿调理篇

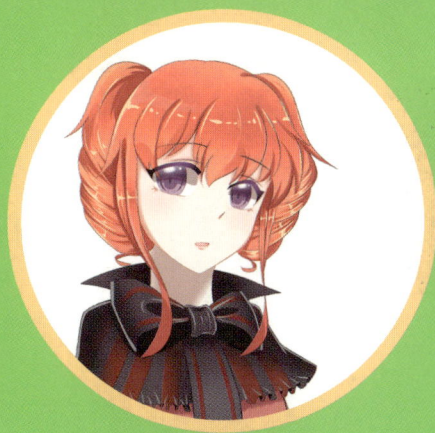

友情提示

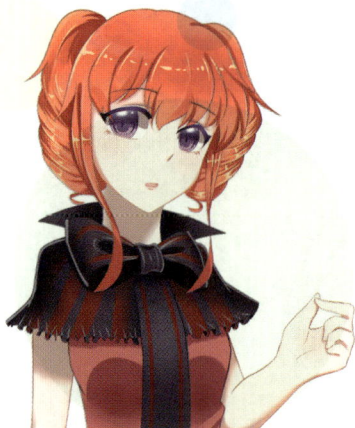

本书所述方法用于日常保健调理，未病先防，如需治疗请在医师的指导下进行，遇到紧急情况请及时送医。

凡是重症、急症、危症患者请及时到医院就诊！得病和病愈的因素很多，小儿推拿不能保证你推完立刻就好，也不能保证推拿过程中或日后不患其他疾病。

张宇小儿推拿方法，不仅对小宝宝的调理效果好，只要辨证对了，就算是大宝宝、成年人、老人、男人、女人，调理效果都很好。如果你的症状跟宝宝的一样，不妨辨证推推，也许会有意想不到的收获。

如何判断体质是寒、是热，还是阴虚，详见推拿篇"推拿辨证分型"。

📝 新生儿疾病调理

✳ 早产低体重儿

妊娠满 28 周、不满 37 周这个区间分娩出生的宝宝，称为早产儿，体重在 1000 ～ 2499g 之间。早产儿器官发育不健全，不容易存活。活下来的体质也要比足月儿弱太多，需要精心地护理照顾。

早产的原因：孕妈身体有热病或寒病，情绪激动，受到惊吓，夫妻同房，外伤，或胎儿畸形需要终止妊娠等因素。

根据宝宝不同的体质，分型推拿调理。

（1）实热型：因为遗传父母热性体质，或妈妈在孕期热性食物摄入过多，子宫内相对缺血，导致胎儿发育不良或早产，宝宝生来舌苔厚腻等。

【穴方 356】泻肾水 7 分钟，小天心 7 分钟，每日重复操作，连续推 2 次。

如果是母乳喂养，宝妈忌食热、温、烤、炸、焙烙、燥、干之品，宝宝忌受热。

泻肾水 + 小天心

（2）**虚寒型**：因为遗传父母寒性体质，或妈妈在孕期冷饮摄入过多，子宫内相对缺血，导致胎儿发育不良或早产，宝宝生来舌质淡、舌胖、无舌苔或舌面水多等。

【穴方 357】上三关 7 分钟，补脾土 7 分钟，每日重复操作，连续推 2 次。

如果是母乳喂养，宝妈忌食生、冷、寒、凉之品，宝宝忌着凉。

上三关 + 补脾土

❋ 新生儿脑乏氧

新生儿脑乏氧的表现：宝宝刚出生时，脸、全身发青或苍白，不会哭或哭声微弱，或呼吸暂停。多数因为产程过长、难产、接生粗暴、羊水早破或羊水少、脐带绕颈、胎盘老化、胎盘早剥、子宫破裂等引起的胎儿缺氧。脑乏氧轻者，吸氧后没有大碍；重者会危及生命，或留有后遗症（脑性瘫痪）。症状依脑瘫的轻重而有所不同，有的语言障碍，有的肢体运动障碍，有的智力障碍等。

推拿补脑填精调理的最佳时期是 3 周岁以内，其次是 8 周岁以内。这两个时间段是宝宝大脑继续发育改变比较快的时期，通过推拿调理，补足气血，促进康复。8 岁之后推拿，也可以收到一定的效果。如果是先天脑发育不良的宝宝，则要抓住脑发育最快的时期调理为好。脑瘫需要常年坚持推拿调理，期间万一生病要及时调理好，不要影响大脑的气血运行。

根据宝宝不同的体质，分型推拿调理。

（1）**阴虚型**：遗传因素或养育不当导致血虚体热，智力和运动功能发育迟缓，食欲差，便干或呈球状，尿黄，舌体薄瘦，舌质红，舌面光亮，苔黄厚等。

【穴方358】二人上马10分钟，泻肾水10分钟，每日重复操作，连续推2次。

如果是母乳喂养，宝妈忌食热、温、烤、炸、焙烙、燥、干之品，宝宝忌受热。

二人上马＋泻肾水

（2）**阳虚型**：智力和运动功能发育迟缓，先天不足（如遗传了父母的阳气不足），早产，出生时受寒，脸色苍白，便软，舌胖，舌面水多，舌苔不厚等。

【穴方359】补肾水12分钟，上三关10分钟，每日重复操作，连续推2次。

如果是母乳喂养，宝妈忌食生、冷、寒、凉之品，宝宝忌着凉。

补肾水＋上三关

✳ 新生儿颅内出血

新生儿颅内出血，多见于先天肝功不全、凝血有问题、脑缺氧、外伤、早产儿等。脑损伤患儿，有的后遗症很轻，有的后遗症较重，死亡率也很高。

表现：嗜睡或昏迷，呼吸快或慢，或呼吸暂停，颅压升高，尖叫，抽搐，眼发直，眼球颤，斜视，瞳孔不等大，肌张力高或低或消失，贫血，黄疸等。CT、MRI可确诊。早发现、早处理，控制得好，恢复得就好。

西医对症治疗和推拿疗法同时进行，把风险控制到最低。除了外伤，其他原因引起的新生儿颅内出血，多与父母的体质和孕期宝妈的饮食、情志、作息、环境密切相关。

根据宝宝不同的体质，分型推拿调理。

（1）**实火型**：舌质红，舌苔黄或白厚，怀孕时妈妈吃了比较多的热性食物或生气等。

【**穴方360**】下六腑 7 分钟，泻新天河水 7 分钟，每日重复操作，连续推 2 ～ 4 次。

如果是母乳喂养，宝妈忌食热、温、烤、炸、焙烙、燥、干之品，宝宝忌受热。

下六腑 + 泻新天河水

（2）**虚寒型**：舌质淡，没有血色，舌苔不厚，舌面水多，脸色苍白，出生时受寒，或怀孕时妈妈吃了很多冷食等。

【**穴方361**】外劳宫 10 分钟，补脾土 10 分钟，每日重复操作，连续推 2 ～ 3 次。

如果是母乳喂养，宝妈忌食生、冷、寒、凉之品，宝宝忌着凉。

外劳宫 + 补脾土

❋ 新生儿呼吸困难

新生儿呼吸困难的表现：宝宝出生后不久，出现呼吸急促，鼻翼扇动，呼气呻吟，吸气时两锁骨窝、胸骨窝、肋骨间隙均凹陷，脸色发青等。除了医院的抢救措施外，配合推拿调理效果很好。

根据宝宝不同的体质，分型推拿调理。

（1）**实火型**：有黄眼屎，尿黄，大便臭，妈妈怀孕时吃了很多热性食物，或爸爸妈妈体质热，遗传给孩子，孩子也属于热性体质。

【穴方362】逆运内八卦10分钟，泻肺金7分钟，每日重复操作，连续推2～3次。

逆运内八卦 + 泻肺金

如果是母乳喂养，宝妈忌食热、温、烤、炸、焙烙、燥、干之品，宝宝忌受热。

（2）虚寒型：尿清，便稀无味，舌质淡，舌面无苔或舌面水多，手脚凉等。父母体寒，容易遗传给孩子，孩子也属于寒性体质。

【穴方363】补肺金7分钟，顺运内八卦7分钟，每日重复操作，连续推2～3次。

补肺金 + 顺运内八卦

如果是母乳喂养，宝妈忌食生、冷、寒、凉之品，宝宝忌着凉。

❋ 新生儿泪囊堵塞

新生儿泪囊堵塞的表现：流眼泪，有黄眼屎或白眼屎，眼睛红肿等。泪道有先天畸形者，请到医院就诊；若没有畸形，推拿调理效果很好。

根据宝宝不同的体质，分型推拿调理。

（1）实火型：有黄眼屎或绿眼屎，脸红，哭声大。多因出生后穿多、盖多等所致。

【穴方364】精宁10分钟，肾纹10分钟，每日重复操作，连续推2～3次。涂上润肤露，轻轻上下来回推鼻子两侧10分钟，每日重复操作，连续推2～3次。

精宁 + 肾纹

如果是母乳喂养，宝妈忌食热、温、烤、炸、焙烙、燥、干之品，宝宝忌受热。

（2）虚寒型：白稀眼屎，舌苔薄或无苔，舌面水多。多因出生时受寒、父母体质寒等所致。

【穴方 365】补小肠 10 分钟，二人上马 5 分钟，每日重复操作，连续推 2～3 次。涂上润肤露，轻轻上下来回推鼻子两侧 5～10 分钟，每日重复操作，连续推 2～3 次。

补小肠 + 二人上马

如果是母乳喂养，宝妈忌食生、冷、寒、凉之品，宝宝忌着凉。

❋ 新生儿黄疸

新生儿黄疸，化验血清胆红素大于 5mg/dL，肉眼可见到宝宝的皮肤、巩膜、小便、大便是黄色的。

有生理性黄疸和病理性黄疸之分。①生理性黄疸：足月儿出生后 2～3 天出现，2 周内消退，早产儿不超过 4 周消退。②病理性黄疸：出生 24 小时内出现，足月儿会持续 2 周以上黄疸，早产儿会持续 4 周以上黄疸。

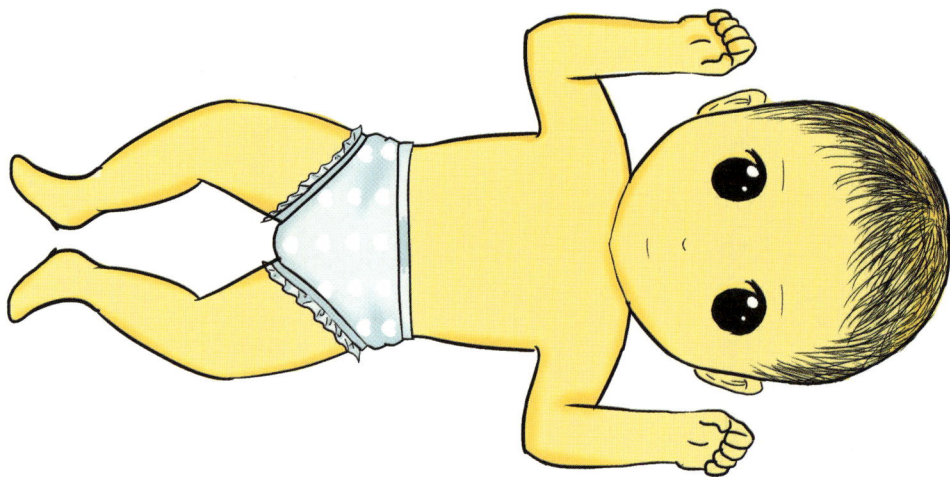

新生儿黄疸

除外肝、胆先天畸形需要手术者，其他类型的黄疸除了医院的治疗方法外，推拿效果不错。

根据宝宝不同的体质，分型推拿调理。

（1）**实火型**：皮肤黄色鲜艳，伴有黄眼屎，舌红，苔厚。多因母乳喂养时妈妈摄入过多热性食物所致。

【穴方366】泻新天河水10分钟，二人上马10分钟，每日重复操作，连续推2次。

如果是母乳喂养，宝妈忌食热、温、烤、炸、焙烙、燥、干之品，宝宝忌受热。

泻新天河水+二人上马

（2）**虚寒型**：皮肤黄色比较暗，伴有早产或生产时受寒，舌质颜色淡，无血色，舌胖，无苔，舌面水多。多因母乳喂养时妈妈摄入过多冷食所致。

【穴方367】补脾土10分钟，补小肠10分钟，每日重复操作，连续推2次。

如果是母乳喂养，宝妈忌食生、冷、寒、凉之品，宝宝忌着凉。

补脾土+补小肠

🖊 婴幼儿、学龄前儿童疾病调理

✳ 厌奶、厌食

表现：宝宝出生后不会张嘴吸吮，有的宝宝张嘴吸奶也吸不住，嘴没有力气，或者就是睡觉，没有要吃奶的反应。也有的宝宝一直食欲不错，突然对食物没了兴趣，甚至厌恶食物，进食很少，持续数日甚至数月以上。长时间不进食或进食少会导致低血糖，大脑受损，影响发育，甚至危及生命。早产儿、脑乏氧、先天性脑发育不良、胎寒、胎热等都可引起。

根据宝宝不同的体质，分型推拿调理。

（1）**实火型**：唇红，唇焦，便干硬，尿黄，烦躁，脾气大，手心热，舌红，苔厚或黄等。吃多吃杂而致积食、宝宝或母乳妈妈摄入过多热性食物等都可引起。

【穴方 368】泻新四横纹 7 分钟，合谷 10 分钟，每日重复操作，连续推 2 ～ 3 次。

如果是母乳喂养，宝宝、妈妈都要忌食热、温、烤、炸、焙烙、燥、干之品，忌受热。

泻新四横纹＋合谷

（2）**虚寒型**：唇色淡，无血色，便软或稀，不爱喝水，尿多，浑身没劲，不爱动，手脚凉，舌淡，舌胖，舌面水多等。吃多吃杂而致积食、宝宝或母乳妈妈摄入过多寒性食物等都可引起。

【穴方 369】补新板门 10 分钟，外劳宫 10 分钟，每日重复操作，连续推 2 ～ 3 次。

如果是母乳喂养，宝宝、妈妈都要忌食生、冷、寒、凉之品，宝宝忌着凉。

补新板门＋外劳宫

❋ 先天性斜颈

表现：胸锁乳突肌在脖子两侧，左、右各 1 条，宝宝出生后头歪向有病的一侧，且该侧的胸锁乳突肌摸起来有肿块。下颌歪向没有病的那一侧。随着宝宝长大，病情会越来越严重。脸或头左右不对称，双侧颈部不对称。

发病原因：外伤的除外，多因宝妈怀孕时喜欢一侧躺着睡觉所致。

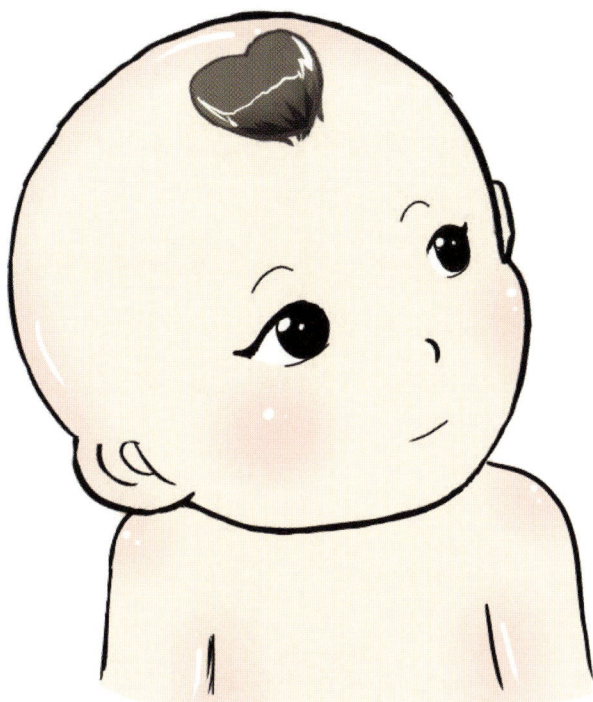

先天性斜颈

孕期真的非常重要，请宝妈每天睡觉时勤换体位，不要被所谓睡哪边好的理论误导，把宝宝睡出斜颈或身体其他部位变形。躺着那一侧会有压力作用，即羊水压力作用于胎儿，胎儿是很娇嫩的，受到压力后器官组织会变形，所以宝妈要加倍小心。

宝宝出生后，早点观察宝宝睡觉时是否喜欢偏向一侧，早发现胸锁乳突肌包块，早点推拿调理，恢复得好（颈部畸形严重者除外）。

分型推拿调理

根据宝宝不同的体质，分型推拿调理。

(1) 阴虚型：盗汗（睡觉时出汗），唇红，唇薄，体形瘦细，舌瘦，舌质薄等。

【穴方370】小天心7分钟，泻肾水10分钟，每日重复操作，连续推2次。

小天心＋泻肾水

如果是母乳喂养，宝宝、妈妈都要忌食热、温、烤、炸、焙烙、燥、干之品，忌受热。

（2）**虚寒型**：体形胖，但肉不硬实，便软或稀，不喜冷食，尿清，唇色淡，舌胖，舌苔少，舌面水多等。

【穴方 371】补脾土 8 分钟，上三关 8 分钟，每日重复操作，连续推 2 次。

如果是母乳喂养，宝宝、妈妈都要忌食生、冷、寒、凉之品，宝宝忌着凉。

补脾土 + 上三关

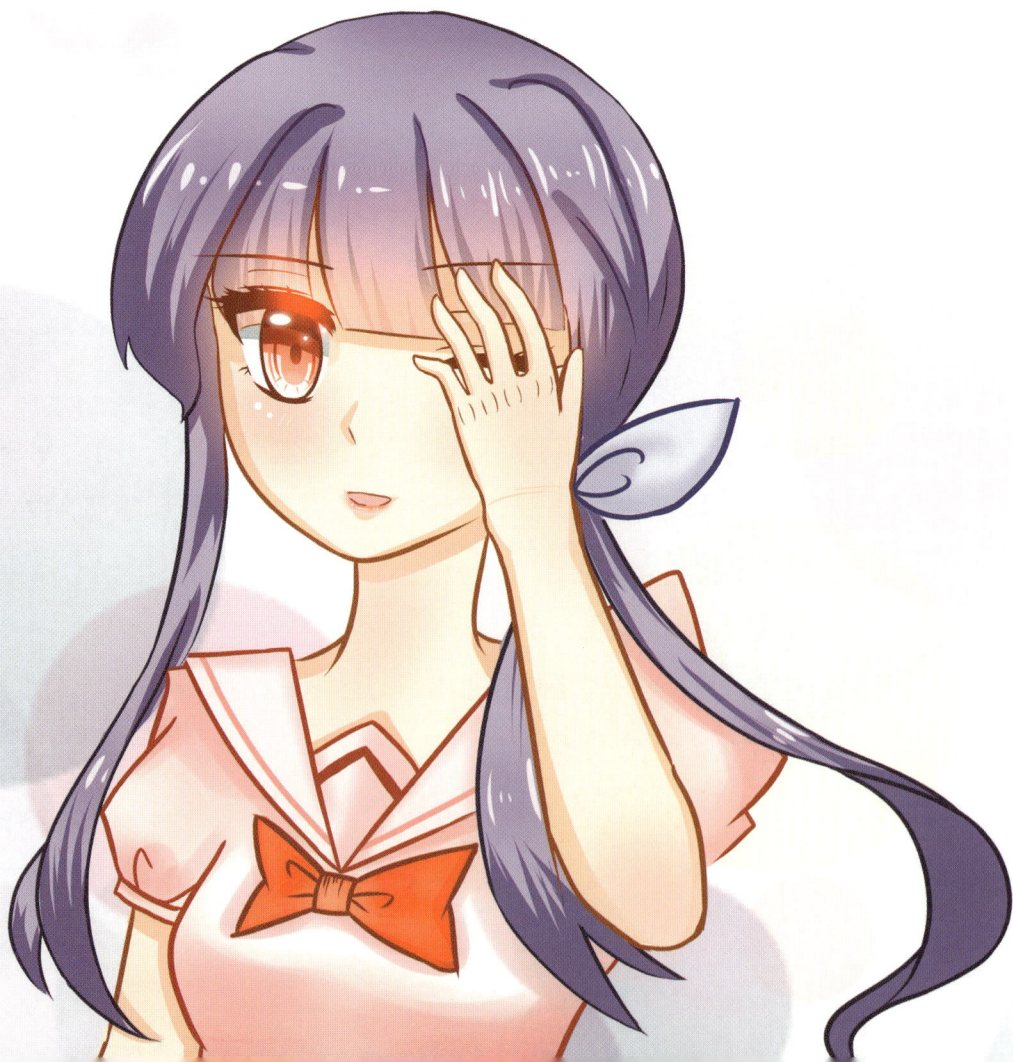

局部按摩手法
方法1

【穴方372】涂上润滑剂，在患侧胸锁乳突肌处上下来回按揉15分钟，每日早、中、晚各1次。或在患处肌肉上逐段按揉，每一段按揉15分钟，每日早、中、晚各1次。

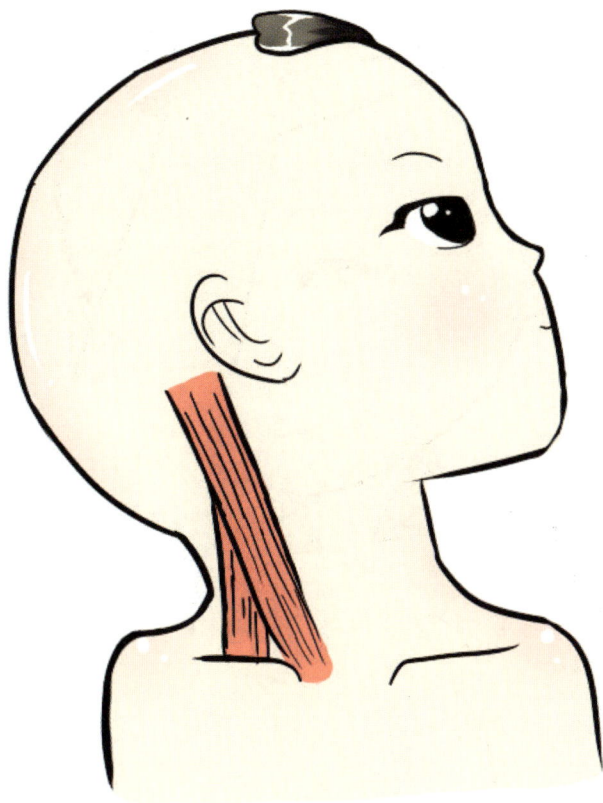

斜颈按摩方法1

扫码看视频

方法 2

【穴方 373】一只手按住患处肩膀，另一只手按住患侧头部，向健侧牵拉锻炼胸锁乳突肌，每次牵拉到让健侧耳垂碰到健侧肩膀为度，拉一下持续停留 3 秒，再放松，恢复到牵拉前的位置，接着再牵拉持续 3 秒，再回位，这样反复牵拉 15 分钟，每日早、中、晚各 1 次。

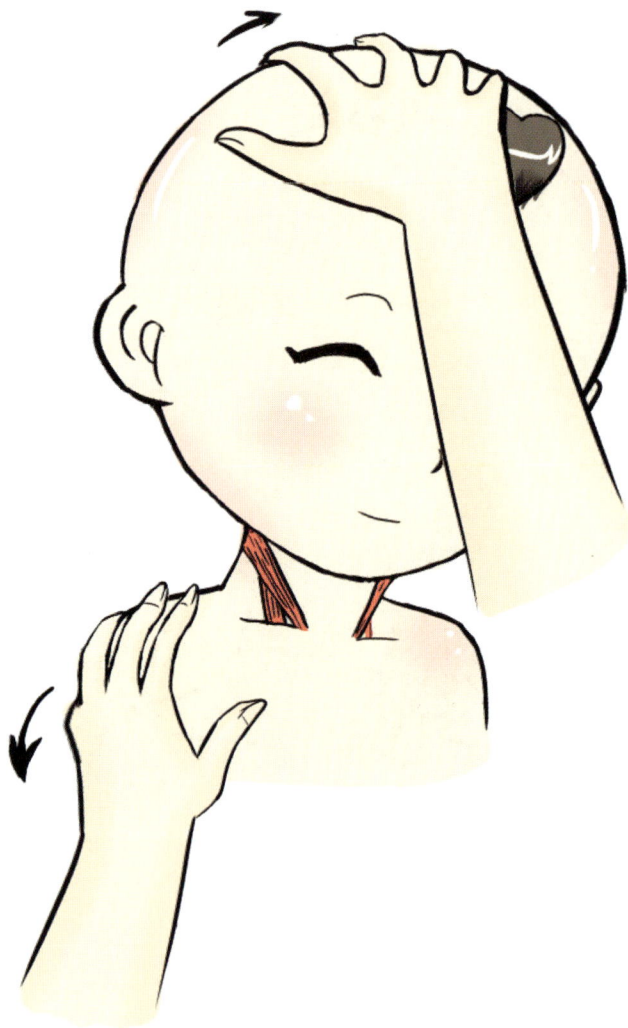

斜颈按摩方法2

扫码看视频

方法 3

【穴方 374】一只手按住患处肩膀，另一只手按住头部，使下颌转向患侧，脸跟肩在同一个方向，转一下持续停留 3 秒，再放松，恢复到转动前的位置，接着再转动持续 3 秒，再回位，这样反复转动 15 分钟，每日早、中、晚各 1 次。

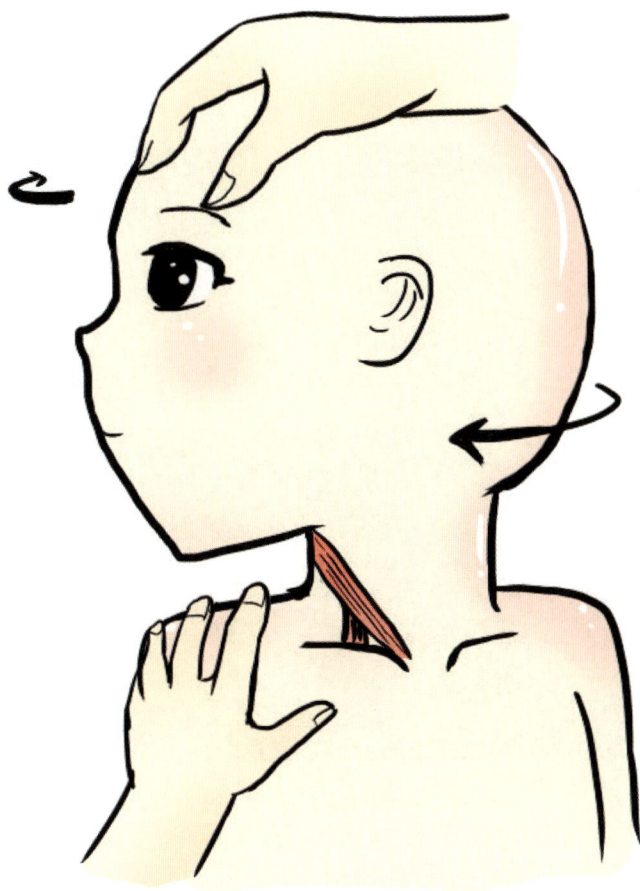

斜颈按摩方法3

扫码看视频

✳ 湿疹

湿疹，有的在胎儿时期出现，多因宝妈孕期摄入过多的发物或寒凉之品所致。有的出生后一个月内或几个月后出现湿疹，多因哺乳妈妈摄入过多的发物或寒凉之品所致，吃奶粉的宝宝跟捂多和宝妈孕期吃的食物有关。另外，也跟父母的经络不正常遗传给宝宝有关，如果宝宝的经络不调理正常，还会继续遗传给下一代。

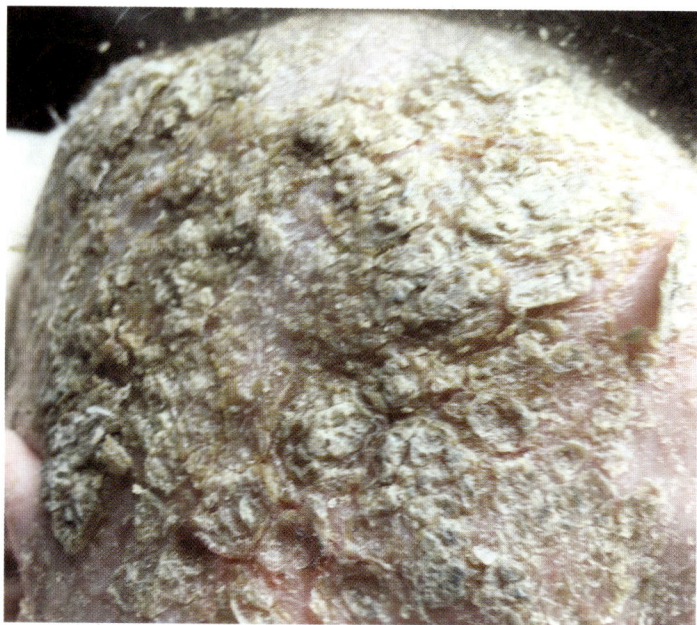

湿疹1

湿疹2

根据宝宝不同的体质，分型推拿调理。

（1）**实火型**：皮疹处瘙痒严重，破溃出水甚至出血，面积大，脸红，手心热，烦躁，脾气大，睡眠不好，大便干硬，喜欢喝水。多因母乳喂养时妈妈或宝宝摄入过多热性食物所致。

【**穴方375**】泻新板门10分钟，下六腑7分钟，每日重复操作，连续推2次。

如果是母乳喂养，宝宝、妈妈都要忌食热、温、烤、炸、焙烙、燥、干之品，忌受热。

泻新板门＋下六腑

（2）**虚寒型**：皮疹一碰凉水、冷风或吃冷食就加重，瘙痒，或渗水，便软，尿清，唇色淡，舌质淡，舌面上湿等。

【**穴方376**】补肺金10分钟，补脾土7分钟，每日重复操作，连续推2次。

如果是母乳喂养，宝宝、妈妈都要忌食生、冷、寒、凉之品，宝宝忌着凉。

补肺金＋补脾土

✳ 发育迟缓

发育迟缓分四种情况：一是身高、体重明显低于同龄儿；二是身高、体重正常，智商低于同龄儿；三是身高、体重正常，运动功能明显落后于同龄儿；四是身高、体重正常，不与人交流、交往，自闭，胆子特别小等。不管是哪一种表现，都与身体脏腑气血运行异常有关。对上证，早调理，选对食物，恢复得好。

根据宝宝不同的体质，分型推拿调理。

（1）有火型：脸黑，发少，瘦、矮，唇红而焦，手心热，入睡困难，睡中乱翻，便干，尿黄，舌红苔黄。多因宝宝或母乳喂养时妈妈喜欢吃零食或热性食物所致。

【穴方 377】泻新四横纹 10 分钟，泻肾水 10 分钟，每日重复操作，连续推 2 次。

如果是母乳喂养，宝宝、妈妈都要忌食热、温、烤、炸、焙烙、燥、干之品，忌受热。

泻新四横纹 + 泻肾水

（2）虚寒型：脸色苍白，不爱动，容易累，手脚凉，便软，尿清，不爱吃饭，吃点凉食就腹痛腹泻，唇色淡，舌无血色，无舌苔，舌胖，舌面水多等。

【穴方 378】补肺金 10 分钟，补肾水 10 分钟，每日重复操作，连续推 2 次。

如果是母乳喂养，宝宝、妈妈都要忌食生、冷、寒、凉之品，宝宝忌着凉。

补肺金 + 补肾水

✳ 咳 嗽

引起咳嗽的原因很多，如外部邪气感染，内部心、肝、脾、肺、肾等经络紊乱等。不管是什么原因，只要产生的结果符合有热的证，或符合有寒的证，判断分析，分型推拿，加上正确选择食物，也就是不吃那些与自己体质相斥的食物，克制一下（忌口），非但不缺营养，还能康复得快。

根据宝宝不同的体质，分型推拿调理。

（1）体热型：咳嗽声大，痰黏黄绿，尿黄，便干，手心热等。多因摄入过多零食或热性食物，太阳晒多了，室温过高，盖多、穿多，或感受了外邪所致。

【穴方 379】逆运内八卦 15 分钟，下六腑 5 分钟，每日重复操作，连续推 2 次。

如果是母乳喂养，宝宝、妈妈都要忌食热、温、烤、炸、焙烙、燥、干之品，忌受热。

逆运内八卦＋下六腑

（2）虚寒型：咳嗽气短，痰稀白，手脚凉，便软，尿清，不喜欢喝水，舌无血色，无苔或舌面水多。多因摄入过多凉食、吹了冷风所致。

【穴方380】顺运内八卦10分钟，补新板门10分钟，每日重复操作，连续推 2 次。

如果是母乳喂养，宝宝、妈妈都要忌食生、冷、寒、凉之品，宝宝忌着凉。

顺运内八卦＋补新板门

❋ 发 烧

发烧只是一个症状，很多原因都可以引起发烧。首先要看有没有感冒，有没有接触到传染源，哺乳妈妈或宝宝近期有没有吃热性食物，或有没有吃寒凉的食物等。不管是感受热邪还是寒邪，都会引起发烧。通常宝宝烧退后容易出现咳嗽、睡眠不好。积食引起的发烧，退热后还会出现呕吐、腹泻等症（脱水的请及时就医补液），可根据实际情况辨证推拿调理。

根据宝宝不同的体质，分型推拿调理。

（1）**实火型**：平时容易"上火"，口舌生疮，咽喉肿痛，手脚心热，尿黄，便干硬，舌红，苔黄或厚。多因所处环境过热，或摄入过多热性食物所致。

【**穴方 381**】下六腑 10 分钟，二扇门 10 分钟，每日重复操作，连续推 2～3 次。

如果是母乳喂养，宝宝、妈妈都要忌食热、温、烤、炸、焙烙、燥、干之品，忌受热。

下六腑＋二扇门

（2）**虚寒型**：平时遇冷风或吃生冷食物就腹泻、腹痛、发烧，脸色苍白，手脚凉，便稀软，尿清，不喜欢动。

【**穴方 382**】一窝风 10 分钟，上三关 10 分钟，每日重复操作，连续推 2～3 次。

如果是母乳喂养，宝宝、妈妈都要忌食生、冷、寒、凉之品，宝宝忌着凉。

一窝风＋上三关

✳ 积食

积食，是指吃多、吃杂伤了脾胃之后出现的症状。表现为食欲不振、呕吐、腹泻、发烧、便秘、睡眠不安或惊叫等，拖延时间久了，影响孩子的发育。

根据宝宝不同的体质，分型推拿调理。

（1）**有火型**：脸红，唇红，唇焦，口臭，便干，尿黄，舌红，苔厚黄。多因摄入过多热性食物所致。

【**穴方 383**】逆运内八卦 10 分钟，泻新四横纹 10 分钟，每日重复操作，连续推 2 次。

如果是母乳喂养，宝宝、妈妈都要忌食热、温、烤、炸、焙烙、

逆运内八卦＋
泻新四横纹

燥、干之品，忌受热。

（2）**虚寒型**：脸色苍白，唇色淡，尿清，便软，舌淡，无苔，或舌面水多。多因吃多吃杂而致消化不良所致。

【穴方 384】双补新四横纹 7 分钟，补脾土 10 分钟，每日重复操作，连续推 2 次。

如果是母乳喂养，宝宝、妈妈都要忌食生、冷、寒、凉之品，宝宝忌着凉。

双补新四横纹 + 补脾土

❋ 腹泻

正常大便是条状软便，稍稍有一点硬，没有肛裂，不作病论。便次 1 天 1～2 次，或 2 天 1 次，均属正常范围。腹泻，是指长期的每天便次多，或突然的便次多。有的是因为妈妈体质原因乳汁不适合宝宝的脾胃，或哺乳妈妈吃了跟宝宝体质相斥的食物，或喂食跟宝宝体质相斥的食物，或因宝宝吃多吃杂、患有其他疾病等引起。

根据宝宝不同的体质，分型推拿调理。

（1）**胃肠热型**：腹泻物气味特别大，拉水，便血，无尿或少尿，腹痛，舌红，苔黄厚等。

【穴方 385】泻大肠 10 分钟，泻小肠 15 分钟，每日重复操作，连续推 2～4 次。

如果是母乳喂养，宝宝、妈妈都要忌食热、温、烤、炸、焙烙、燥、干之品，忌受热。

泻大肠 + 泻小肠

（2）**胃肠寒型**：腹泻物气味不大，拉水，无尿或少尿，唇色淡，舌质淡白，舌面水多。多因喝冷饮或吃多吃杂而致消化不良所致。

【穴方 386】顺运内八卦 10 分钟，补脾土 10 分

顺运内八卦 + 补脾土

钟，每日重复操作，连续推 2 次。

如果是母乳喂养，宝宝、妈妈都要忌食生、冷、寒、凉之品，宝宝忌着凉。

❋ 呕 吐

宝宝吃多、吃杂，吃的食物太热或太寒，或其他疾病累及等，都能引起呕吐。

根据宝宝不同的体质，分型推拿调理。

（1）**胃热型**：呕吐物气味大，口臭，食欲不振，便干硬，尿黄，脾气大，唇红，舌红，舌面有草莓点，苔黄或厚白等。患儿多为热性体质，或摄入过多热性食物所致。

【**穴方 387**】逆运内八卦 10 分钟，合谷 10 分钟，每日重复操作，连续推 2 次。

如果是母乳喂养，宝宝、妈妈都要忌食热、温、烤、炸、焙烙、燥、干之品，忌受热。

逆运内八卦 + 合谷

（2）**胃寒型**：呕吐物气味不大，便软，尿清，唇白，舌淡，舌面水滑等。多因摄入过多寒凉食物，或吃多了而致消化不良所致。

【**穴方 388**】外劳宫 10 分钟，顺运内八卦 10 分钟，每日重复操作，连续推 2 次。

如果是母乳喂养，宝宝、妈妈都要忌食生、冷、寒、凉之品，宝宝忌着凉。

外劳宫 + 顺运内八卦

❋ 汗 多

小宝宝微汗正常，大汗不正常，汗出久了会变为阴虚体质。不管是热性体质还是寒性体质，都会出现睡觉时或稍微活动后汗多的现象，或因为某次生病后没有及时调理而致汗多，分型推拿调理一段时间会好。

根据宝宝不同的体质，分型推拿调理。

（1）体热型：一运动热会大汗，夜间睡觉盗汗，烦躁，脾气大，眼睛容易红，吃热性食物会生病，便干硬，喜欢喝水，唇红唇厚，舌红苔黄伴有草莓点等。

【穴方389】下六腑10分钟，新肾顶10分钟，每日重复操作，连续推2次。

如果是母乳喂养，宝宝、妈妈都要忌食热、温、烤、炸、焙烙、燥、干之品，忌受热。

下六腑＋新肾顶

（2）体寒型：穿的少，但轻微动一下就大汗，不喜欢喝水，胖，肉不结实，遇冷空气或冷食物容易生病，唇色淡，舌质胖色淡，手脚凉，不喜动，憨厚不爱生气，便软尿清等。

【穴方390】补肺金10分钟，新肾顶10分钟，每日重复操作，连续推2次。

如果是母乳喂养，宝宝、妈妈都要忌食生、冷、寒、凉之品，宝宝忌着凉。

补肺金＋新肾顶

✑ 青春期疾病调理

❋ 青春期痤疮（青春痘）

青春期受体内激素的影响，有的孩子皮脂腺分泌旺盛导致毛孔堵塞，出现闭合性粉刺、脓疱、丘疹红肿痛等，可以是散在的，也可以是弥漫性的，好发于脸部、前胸、后背等。

根据孩子不同的体质，分型推拿调理。

（1）**体热型**：痘痘大而红肿，口臭，胃热，好冷饮，汗黄臭，体味大，便干，尿黄，脾气大，舌红苔黄等。多因摄入过多油炸咸辣零食等热性食物或肥甘厚味所致。

【穴方 391】泻三焦 10 分钟，下六腑 10 分钟，每日重复操作 3 ～ 6 遍。

忌食热、温、烤、炸、焙烙、燥、干之品，忌受热。

泻三焦＋下六腑

（2）**体寒型**：痘痘没那么大，没那么红肿，容易形成闭合性粉刺，不喜欢喝水，便软稀，怕冷，无力，手脚凉，唇色淡，喝冷饮或吃冷食痘痘就加重，出现腹痛、腹泻等。舌胖淡，无厚苔，苔白。

【穴方 392】补三焦 10 分钟，补脾土 10 分钟，每日重复操作 3 ～ 5 遍。

忌食生、冷、寒、凉之品，宝宝忌着凉。

补三焦＋补脾土

✳ 青春期月经不调

有的孩子因为体质因素或激素水平不是很稳定，月经周期和月经量不正常。有的孩子一两个月来一次月经，有的孩子几个月来一次月经，有的孩子月经量多，有的孩子月经量很少等。

根据孩子不同的体质，分型推拿调理。

（1）**体热型**：月经提前或闭经，平时手脚心热，不喜欢热，易怒，便干，尿黄，口渴，平时容易咽喉肿痛，舌质红等。

【穴方 393】下三关 10 分钟，泻肾水 15 分钟，每

下三关＋泻肾水

日反复推 3 ～ 5 遍。

忌食热、温、烤、炸、焙烙、燥、干之品，忌受热。

（2）**体寒型**：月经容易延后或闭经，平时手脚凉，怕冷，吃凉东西就腹痛或腹泻，无力，不喜欢喝水，便软，尿清，舌质淡等。

【**穴方 394**】上六腑 10 分钟，补肾水 15 分钟，每日反复推 3 ～ 5 遍。

上六腑 + 补肾水

忌食生、冷、寒、凉之品，忌着凉。

✳ 白带异常

正常白带是少量透明的，如果白带是黄色的，绿色的，血色的，豆腐渣样的，白带有异味，白带过多或过少，都属于异常白带。

根据孩子不同的体质，分型推拿调理。

（1）**体热型**：白带黄绿色或有血丝，或白带过少，阴道干涩，便干，尿黄，眼干涩，怕热，易怒，舌质红，苔黄等。

【**穴方 395**】泻肾水 10 分钟，新泻天河水 10 分钟，每日反复推 3 ～ 5 遍。

忌食热、温、烤、炸、焙烙、燥、干之品，忌受热。

泻肾水 + 新泻天河水

（2）**体寒型**：白带过多，外阴潮湿，便软，尿多，不喜欢喝水，怕冷，不喜欢动，舌无血色，舌面水多等。

【**穴方 396**】补肾水 10 分钟，补三焦 10 分钟，每日反复推 3 ～ 5 遍。

忌食生、冷、寒、凉之品，忌着凉。

补肾水 + 补三焦

✳ 痛 经

痛经通常发生在月经前 1～2 天，月经期间小腹痉挛性疼痛、坠胀，腰骶部痛，大腿内侧痛，有的人出现脸色苍白、出汗、呕吐、腹泻、发烧、头痛、头晕、嗜睡、体力不支、昏厥等。

根据孩子不同的体质，分型推拿调理。

（1）体热型：体内有热瘀，经期腹痛、腰痛严重，平时爱吃干燥、热性食物，怕热，易有黄眼屎，白带黄臭，便干，舌质红等。

【穴方 397】下六腑 10 分钟，泻肾水 10 分钟，每日反复推 3～5 遍。

忌食热、温、烤、炸、焙烙、燥、干之品，忌受热。

下六腑 + 泻肾水

（2）体寒型：寒凝于小腹，经期子宫痉挛性疼痛，平日老喝冷饮或经常坐凉椅，白带多、清稀，便黏或不成形，舌质淡，舌面水多等。

【穴方 398】上六腑 10 分钟，上三关 10 分钟，每日反复推 3～5 遍。

忌食生、冷、寒、凉之品，忌着凉。

上六腑 + 上三关

✳ 遗精、滑精

遗精是指没有性交或手淫时精液排出，多数发生在睡梦中，滑精是发生于白天。偶尔遗精或滑精属正常现象，频繁遗精、滑精是身体脏腑经络功能出了问题。

根据孩子不同的体质，分型推拿调理。

（1）体热型：经常口干舌燥，心烦，脾气大，多梦，便干，喜欢喝水，尿少，入睡困难，怕热，舌红，苔黄等。

【穴方399】泻肾水15分钟，泻三焦10分钟，每日反复推3～5遍。

忌食热、温、烤、炸、焙烙、燥、干之品，忌受热。

泻肾水＋泻三焦

（2）体寒型：多梦，便溏，不喜欢喝水，尿多，多眠，怕冷，舌淡，舌面水多，有齿痕等。

【穴方400】补三焦10分钟，外劳宫10分钟，每日反复推3～5遍。

忌食生、冷、寒、凉之品，忌着凉。

补三焦＋外劳宫

❋ 青春期暴躁抑郁

多因青春期激素分泌旺盛或脏腑功能失调所致，表现为暴躁易怒，不耐烦，或情绪低落，抑郁，情绪不稳定，注意力不集中等。

根据孩子不同的体质，分型推拿调理。

（1）体热型：不耐烦，说话声大，唇红，脸红，手心热，便秘，口渴，舌质红等。

【穴方401】泻肝木10分钟，泻心火10分钟，每日反复推3～5遍。

忌食热、温、烤、炸、焙烙、燥、干之品，忌受热。

泻肝木＋泻心火

（2）体寒型：不爱说话，不喜运动，抑郁，怕冷，失眠，手脚凉，不喜欢喝水，便溏，尿清等。

【穴方402】补心火10分钟，补肾水10分钟，每日反复推3～5遍。

忌食生、冷、寒、凉之品，忌着凉。

补心火＋补肾水

有失恋情况的孩子，要对他们进行心理疏导，告诉他们这个时期男女相互吸引是生理反应，是正常的，给予理解，不要让孩子有罪恶感。同时帮助孩子指明方向，告诉孩子初中、高中谈恋爱的弊端，鼓励孩子们可以做朋友，一起学习可以互相帮助和激励。建议孩子心智成熟之后再谈恋爱（比如考上大学之后），给个希望和目标。要让孩子知道男性和女性的生理结构，告诉他们人是怎么来的，不要有神秘感。教育孩子要有责任心，不要乱来，女孩要自爱，男孩要保护和尊重女孩，不要让女孩怀孕。告诉孩子一生中会遇到很多彼此喜欢的人，不是只有一个，不要让孩子绝望。

✳ 急救咽喉卡异物

不管是大人还是孩子，都有可能发生物品或食物卡在咽喉无法呼吸的情况，严重者几分钟之内呼吸和心跳就会停止，此时来不及上医院，必须学会自救。如果呼吸恢复但仍有症状者，要去医院检查一下咽喉或内脏有没有损伤等。

咽喉卡异物有很多种，有的被鸡蛋黄噎住，或被一大口饭噎住，或被块状水果噎住，小孩子玩耍时咽喉被硬币卡住，或被糖卡住，或被坚果、干果卡住，或被果冻卡住，等等。如果异物比较大，卡得不深，一定要在第一时间进行正确处理，立刻就会好转。如果处理不及时，命就没了。如果卡的是鱼刺或异物较小，卡得比较深，孩子突然呛咳，之后出现发烧、口腔臭味等，要赶紧去医院将异物取出，不然容易继发其他病症。

方法一

【穴方 403】自己或家人用手指压舌根后部让其呕吐，咽部异物就会松动，随之被吐出来，呼吸道不被堵塞就好了。

曾经有个 99 岁的老奶奶被一口饭噎住了，两眼发直，脸色发

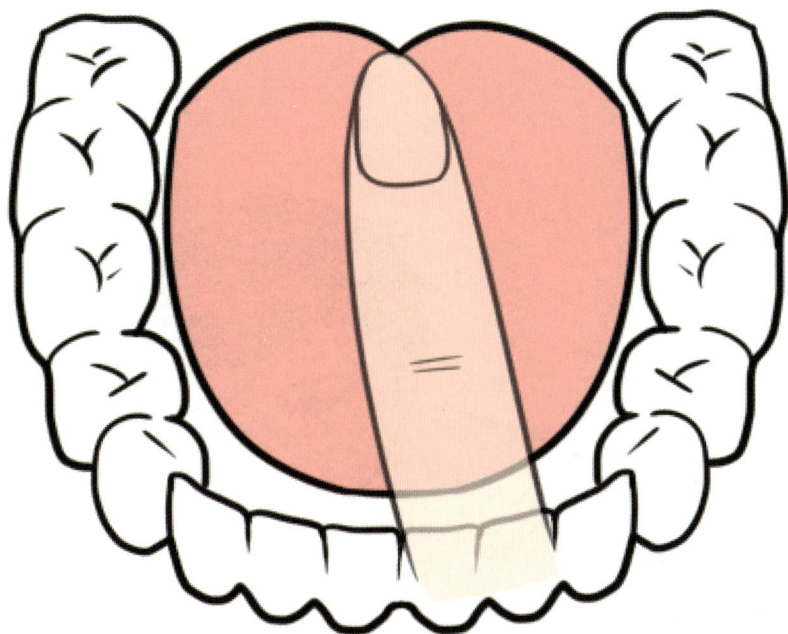

咽喉卡异物急救示意图（方法一）

扫码看视频

青，她的孙女用我教的方法，直接压舌头中后部，饭吐出来就好了。老奶奶现在还活着呢！我的好几个学员也用此法成功救下了他们的宝宝。

方法二

【穴方 404】用海姆立克法。大点的孩子（或大人）咽喉被异物卡住，施术者站在孩子身后，让其身体前倾，施术者拳头放在孩子的肚脐上方一点，用力向上向后顶其腹部，速度可以快一点。

如果是很小的宝宝咽喉被卡住，大人用身体顶住宝宝的屁股，也是用拳头顶宝宝的腹部，利用腹压把其肺部气体压出来，把异物顶出来。宝宝如果没有不适就好了，如果还有哭闹等不适，要带去医院检查一下身体。

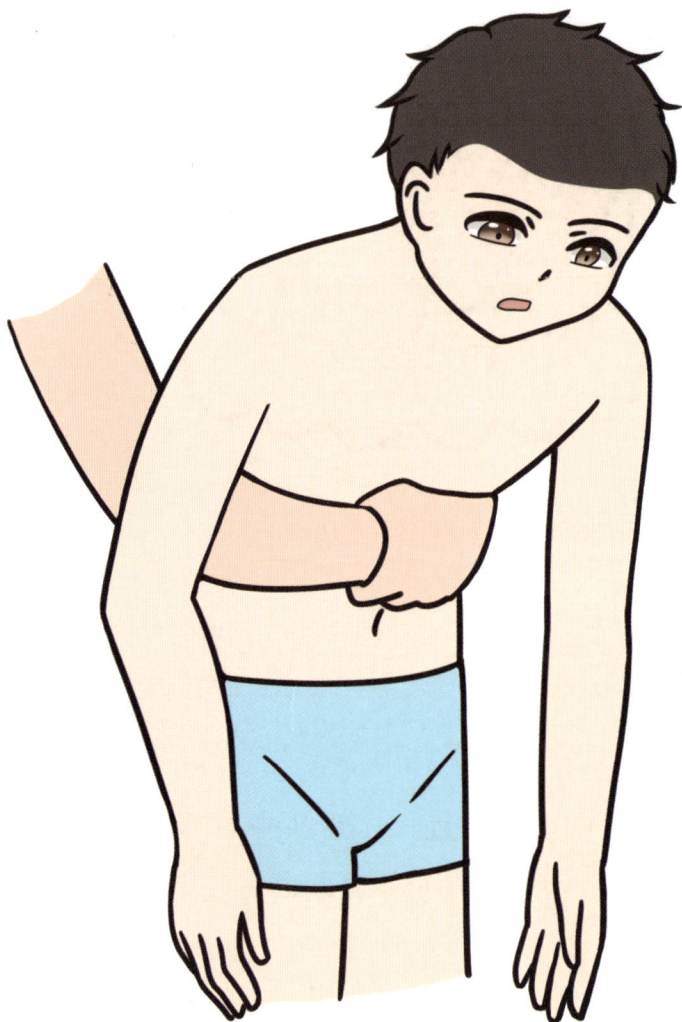

咽喉卡异物急救示意图（方法二）

扫码看视频

増强五脏六腑功能篇

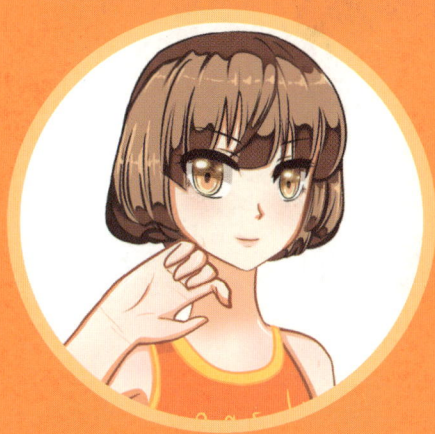

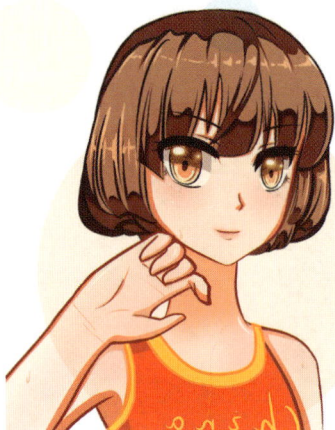

推拿健脾胃、提高免疫力

☀ 伤脾胃因素

吃得太多，吃得太杂，吃了变质或脏的食物，不吃早餐，晚饭吃得太晚或太多，空腹剧烈运动或洗澡，吃得过咸 / 过甜 / 过辣 / 过酸 / 过苦 / 过凉 / 过热，熬夜等，都会损害脾胃功能。

☀ 健脾胃方法

胃受纳食物，转化为人体需要的营养，不吃饭人会没命的，吃得太少影响生长发育，易出现智力低下或体力不足。脾是输送营养的，又是免疫器官，分泌淋巴液和免疫细胞，参与抵抗外邪，减少生病的概率。

吃得太多，脾胃负担不了，反而功能变差。大人或孩子吃八九分饱比较好，能得到足够营养的同时，可以维持脾胃的正常功能。

每顿饭吃的品种不要太多，两菜一汤就好，每天吃的不重样比较好。

建议晚上五六点吃饭，吃少点，晚上过了七点之后就不要吃东西了（新生儿及婴儿除外）。

空腹不要剧烈运动或洗澡，因为饥饿时营养本就不够机体需要，运动或洗澡会消耗人体更多的气血和养分，对脏腑功能不利。

不要摄入过多口味太偏的食物，会导致脏腑功能失衡。

第一顿没吃完的食物一定要扔掉，不吃剩饭剩菜，因其含有亚硝酸盐，容易致癌。

好好休息，不要过度劳累或熬夜，养足心血、肝血，脾胃供血才会足，消化和吸收功能才会强。

【保健手法】

（1）热性体质

【穴方405】睡前平躺着下推左侧脾胃区 15～30 分钟，天天坚持做。

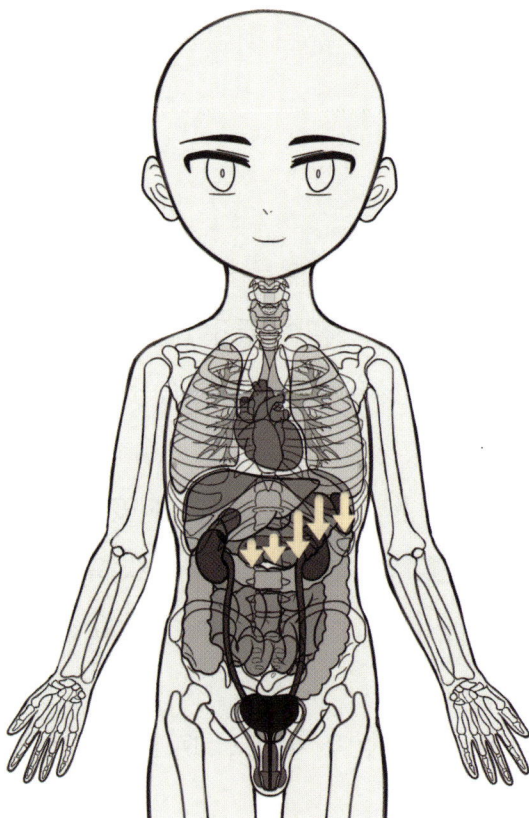

下推脾胃

扫码看视频

（2）不知道是什么体质

【穴方 406】每天晚上睡前横搓左侧脾胃区 15 ～ 30 分钟，可以直接接触皮肤操作，或隔着一层衣服操作，以舒服为度。

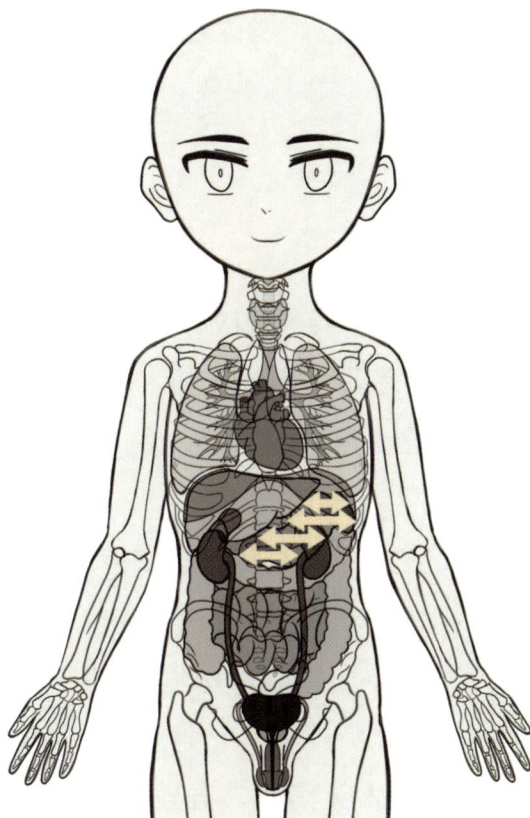

扫码看视频

横搓脾胃

双补脾土 +
双补新板门

（3）没病时强身健体

【穴方 407】双补脾土和双补新板门穴 10 分钟。

📝 推拿护肺

☀ 伤肺因素

穿多 / 穿少，盖多 / 盖少，环境太热 / 太冷，阳光晒多了，空气污浊，吃得太饱 / 太热 / 太凉，大哭 / 大笑，等等，都会损害肺的功能。

☀ 提高肺功能方法

肺主皮毛，穿衣 / 盖被，接受阳光照射，冷热要正好，所处环境的温度要适宜，不然冷热之邪会直接入肺，肺脏 / 肺经功能受损。

呼吸的空气不能太脏，否则易导致尘肺或矽肺。保持空气清新是护肺之法。

不要吃得太饱 / 太热 / 太凉，否则损伤脾胃，土（脾）不能生金（肺），肺功能受损，会引起咳嗽。为了保养肺，每顿饭不要吃撑。

不要大哭，否则易伤肺之气血，诱发肺病。不哭不闹，保持肺气平和。

火（心）克金（肺），大笑伤心，导致心不克肺，肺气上逆而引起咳喘等。微笑就好，不要大笑。

【保健手法】

（1）热性体质

【穴方408】睡前平躺着下推前胸肺部或下推后背肺部15～30分钟。

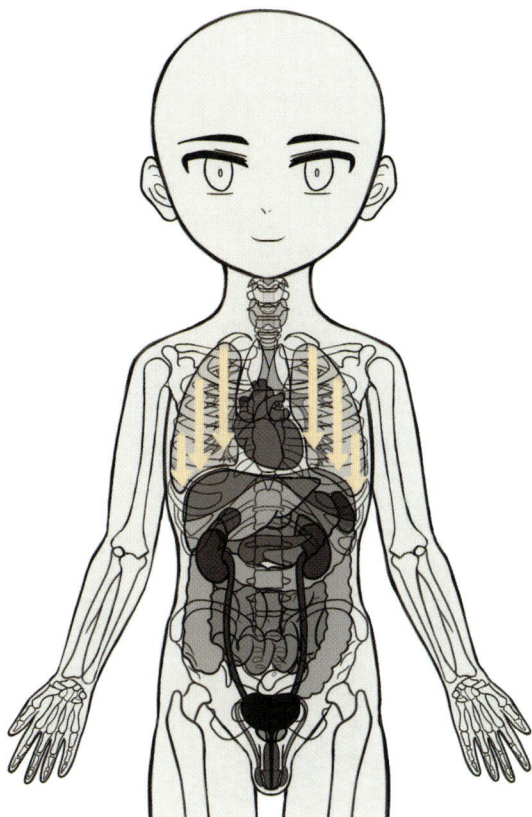

①

扫码看视频

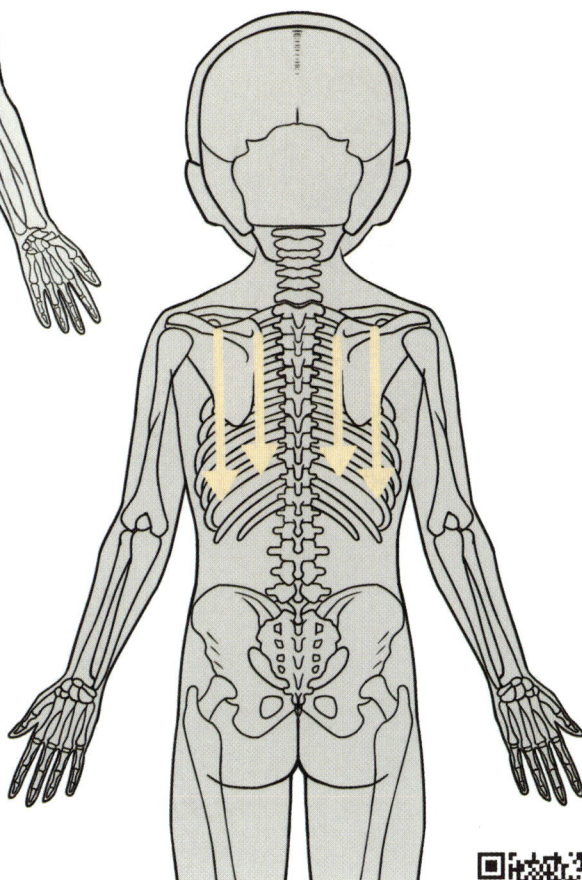

②

下推肺部

扫码看视频

（2）不知道是什么体质

【穴方 409】分推或横搓前胸后背 15 ～ 30 分钟。

扫码看视频

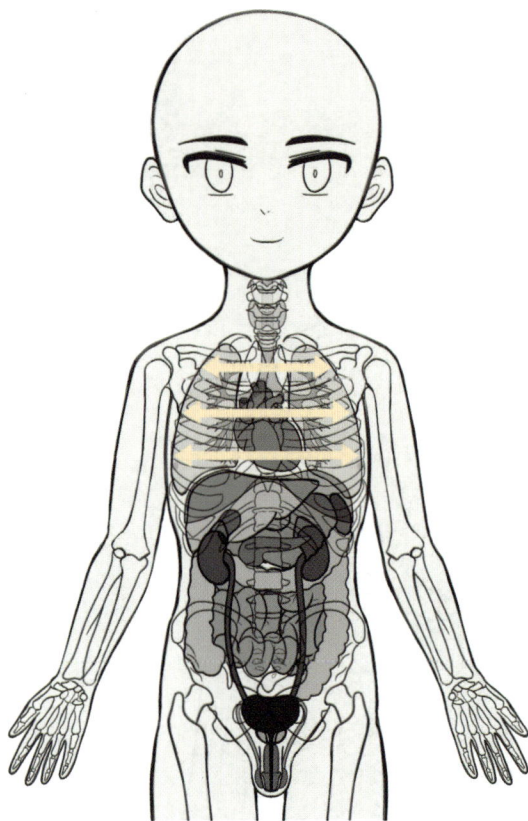

①

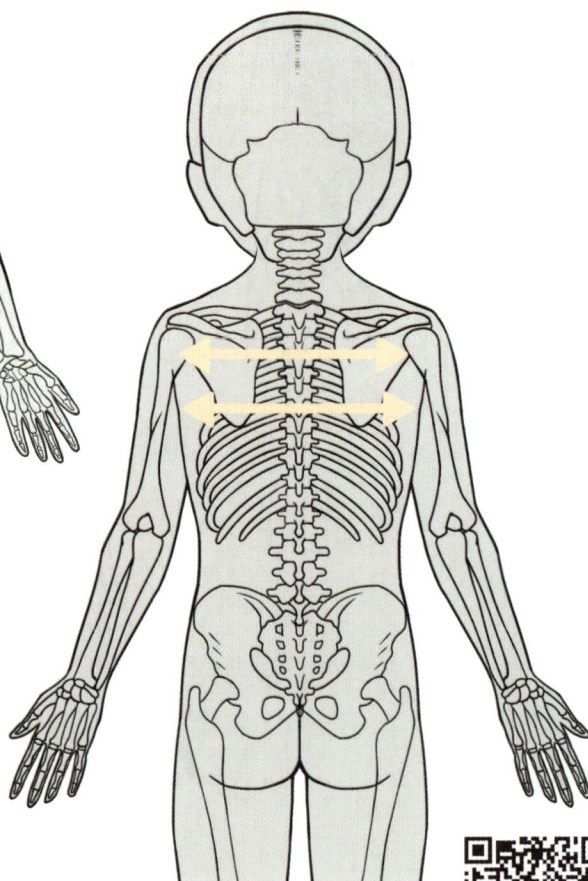

②

扫码看视频

横搓肺部

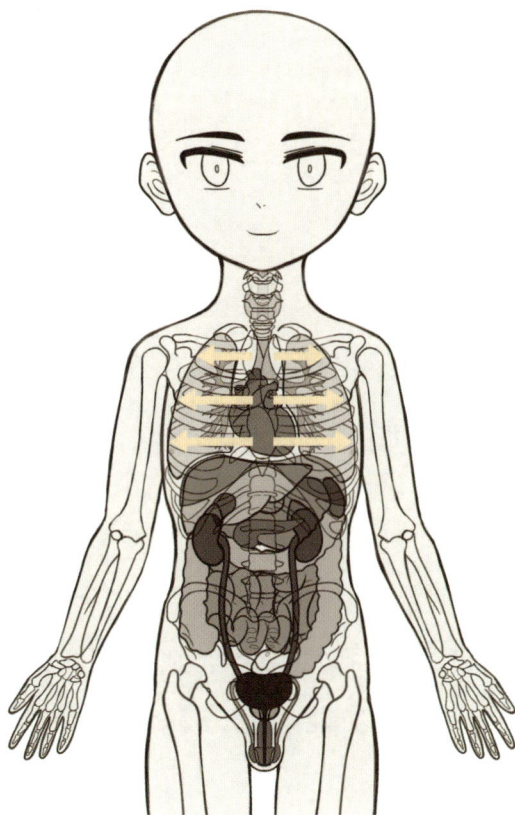

①

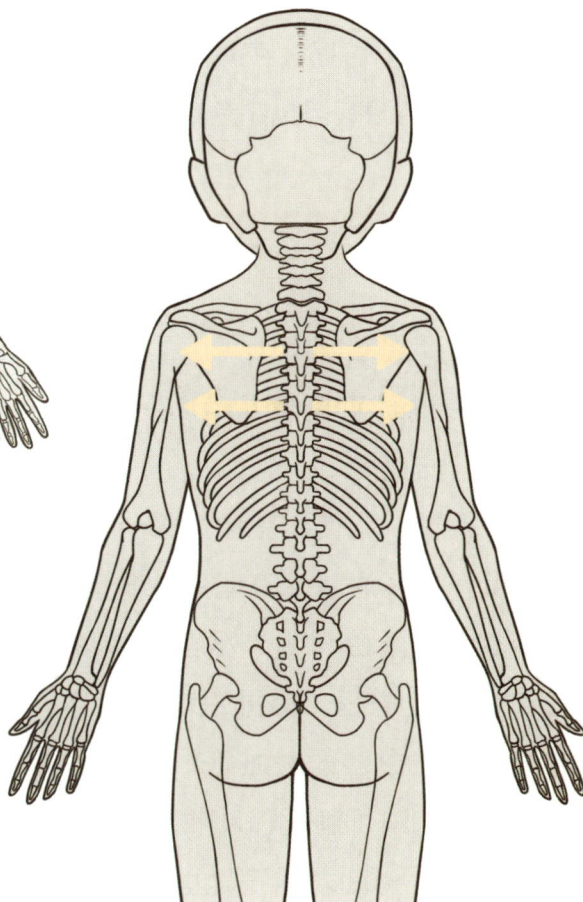

②

分推肺部

双补肺金

（3）没病时强身健体

【穴方 410】每天双补肺金穴 10 分钟。

149

✏️ 推拿健肾

☀ 伤肾因素

吃太多高脂肪、高嘌呤、热性食物，摄入过多冷饮，吃得过咸，腰部或脚部受寒，外伤等，都会损害肾脏功能。

☀ 提高肾功能方法

首先要规避伤脾（胃）的做法，土（脾）克水（肾），脾（胃）出问题，会过度克制肾或克制不了肾，导致肾功能出问题，保护好脾（胃）对肾有利。

咸入肾，吃得过咸会大量调动肾气，消耗肾精。淡盐饮食比较好。

摄入过多油腻、高脂肪饮食对肾脏有伤害，要少吃油脂多的食物。

多食高蛋白食物（富含嘌呤）会产生过多的尿酸，尿酸多了形成沉淀物就是结石，肾排泻功能会下降，尿酸排不出去就会存在体内，或伴有尿蛋白、尿潜血等，所以不要摄入过多高蛋白食物。含嘌呤多的食物有海鲜、酒类、动物内脏、火锅、浓的肉汤、牛羊肉等。

若经常躺在大理石地面上，或常年赤脚在石头地面上走动，会让凉气直接入肾，引起寒性肾病。平时腰部、脚部不能受凉。

【保健手法】

（1）热性体质

【穴方 411】俯卧位，下推后腰部肾区 15 ～ 30 分钟；或仰卧位，下推胸腹中部的肾经 15 ～ 30 分钟（肾经循行经过胸腹部，见示意图）。

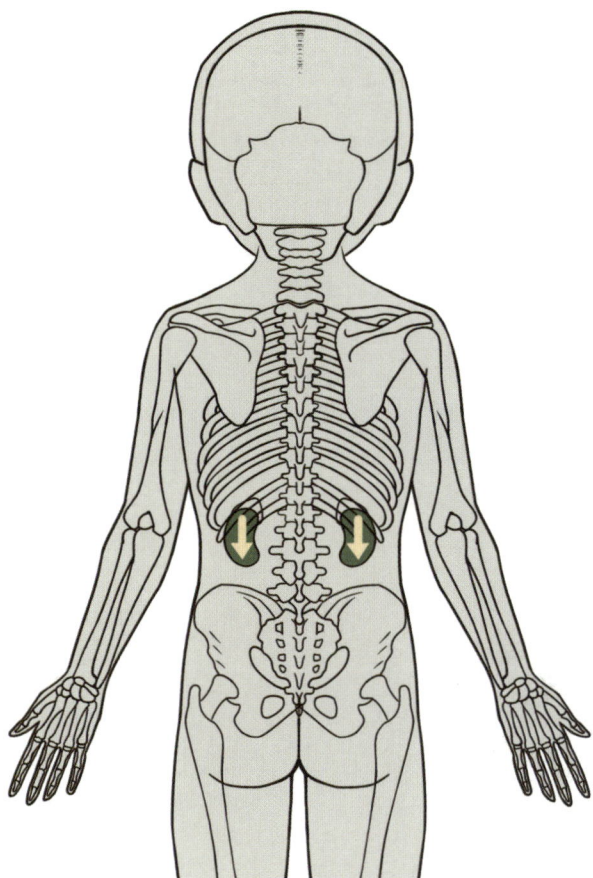

下推后腰部肾区

扫码看视频

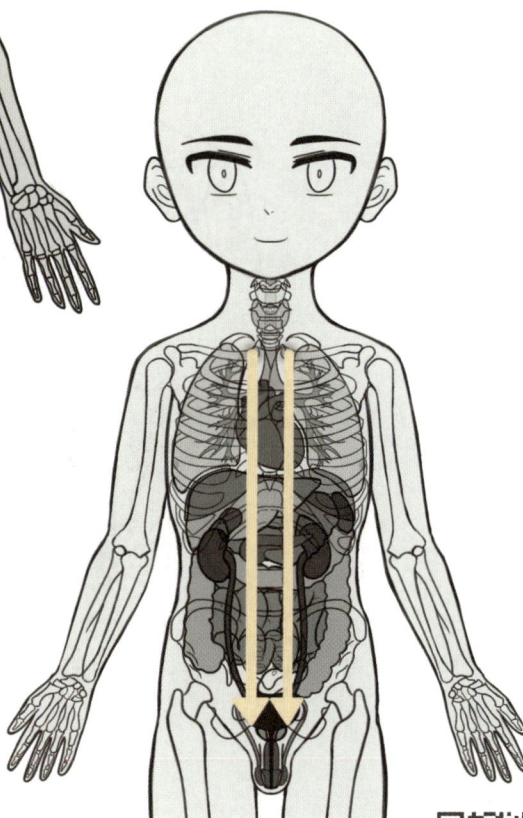

下推胸腹中部的肾经

扫码看视频

（2）肾阳虚

【穴方 412】上推胸腹中部的肾经，站着、坐着、躺着都能做。

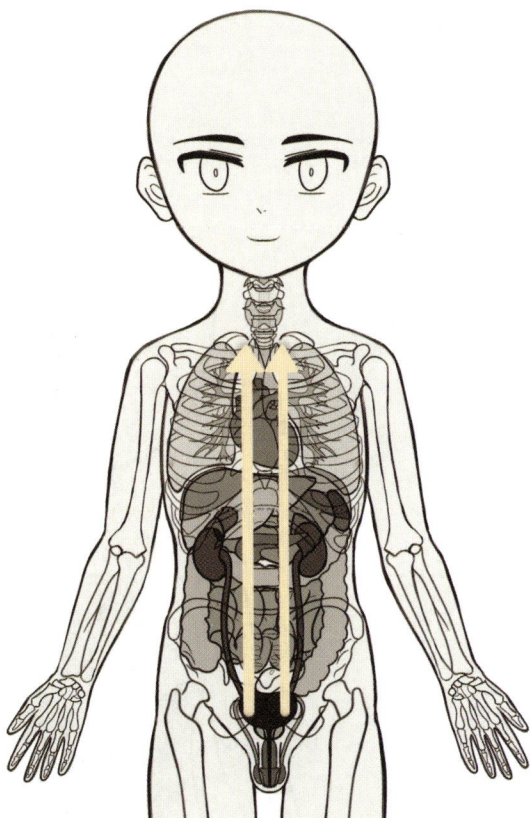

上推胸腹中部的肾经

扫码看视频

（3）不知道是什么体质

【穴方 413】横搓肾区 15 ～ 30 分钟；或仰卧位，上下来回推胸腹中部的肾经 15 ～ 30 分钟。

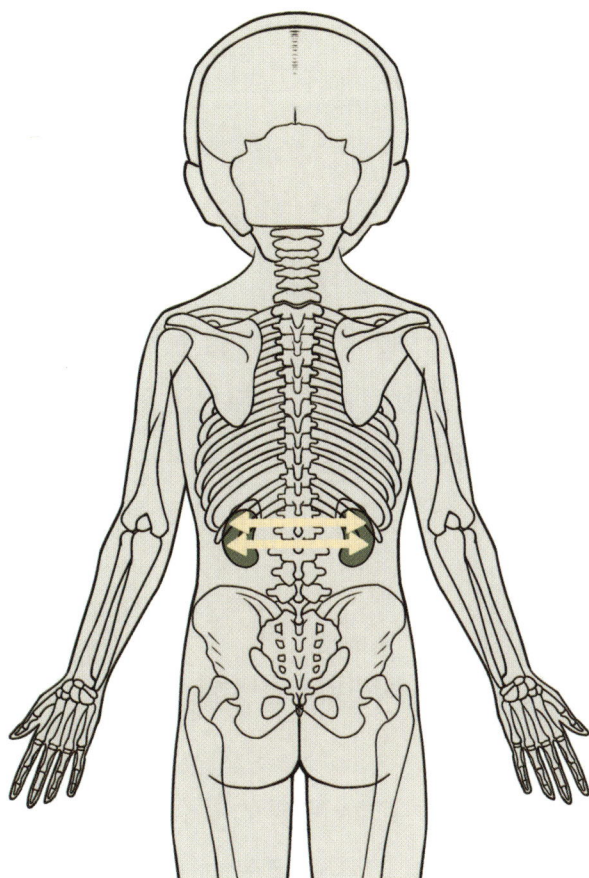

横搓肾区

扫码看视频

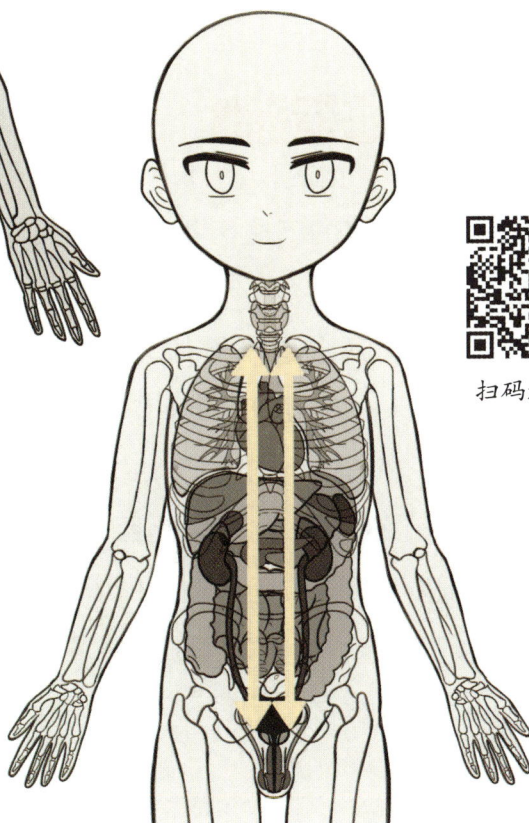

上下来回推胸腹中部的肾经

扫码看视频

（4）没病时强身健体

【穴方 414】每天双补肾水穴 10 分钟。

双补肾水

推拿补肝血壮胆

✳ 伤肝胆因素

生气、压抑、郁闷、焦虑、上火、着急；睡眠不好，熬夜学习、玩乐；青少年饮酒过度；受到惊吓；摄入过多含有毒性、热性、油腻、太辣、太酸、高蛋白质食物等，都会损害肝胆功能。

✳ 提高肝胆功能方法

避免负面情绪的产生。婴幼儿、儿童、青少年群体，同样会有负面情绪。

早点睡觉。睡眠是恢复体力、保证生长发育最重要的条件之一。有睡眠障碍的人一定要第一时间调理好，不然会消耗过多气血。

电子产品对青少年的诱惑太大，要酌情控制。玩游戏导致睡得晚，不良的生活习惯对身心的影响是巨大的。

要根据孩子的体质选择适合的食物，保养体质，保持健康。

不要暴饮暴食，否则会增加肝胆消化负担。东西再好吃也要有个度。

肝脏是解毒器官，若代谢功能不好，食物毒素累积于肝脏，本身就容易受伤。

不要吓唬孩子，惊吓会让肝胆气散气乱。

【保健手法】

(1) 热性体质

【穴方 415】每天下推右侧肝胆区 15 ～ 30 分钟。

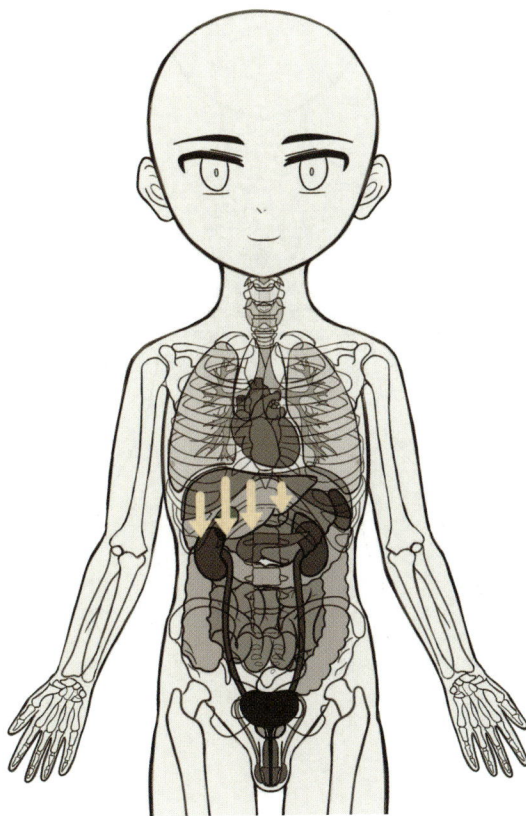

下推肝胆区

扫码看视频

（2）不知道是什么体质

【穴方 416】每天横搓右侧肝胆区 15 ～ 30 分钟。

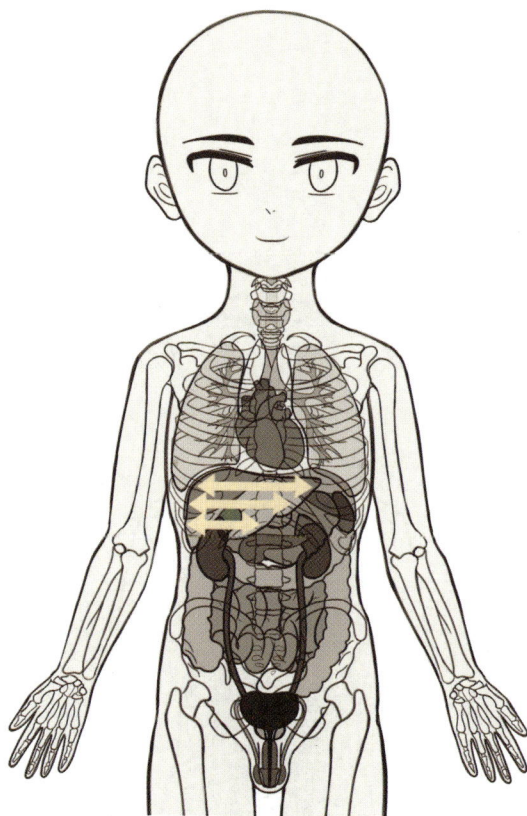

横搓肝胆区

扫码看视频

（3）没病时强身健体

【穴方 417】每天双补肝木穴 10 分钟。

双补肝木

✎ 推拿强心

☀ 伤心因素

过喜、大笑、疯闹、过度兴奋、紧张、愤怒；受到比较大的精神刺激；长期心情不愉快；失眠，熬夜；出汗过多；失血过多；甲状腺功能异常等，都会导致心功能受损。

☀ 提高心功能方法

要情绪平和，情志太过则气乱，心血则乱。

缺少睡眠，会消耗心血。

心主汗液，汗脱血脱。水占人体重量的 60% ～ 80%。胎儿时期水占体重的 90%，婴儿时期水占体重的 80%，青壮年时期水占体重的 70%，老年人水占体重的 60%。水液不能丢失太多，出汗了一定要把水补足。

心主血液。不管哪里出血，血液丢失太多，心功能就会受损。患出血性疾病要及时治疗，同时采取补血等方法进行调理。

如果心跳太快或太慢，要及时检查甲状腺功能，看是否有甲亢或甲减，及时调理，以免内分泌紊乱而引起心脏病。

【保健手法】

（1）热性体质

【穴方 418】每天下推心前区 15 ～ 30 分钟。

（2）不知道是什么体质

【穴方 419】每天横搓心前区 15 ～ 30 分钟。

（3）没病时强身健体

【穴方 420】每天双补心火穴 10 分钟。

双补心火

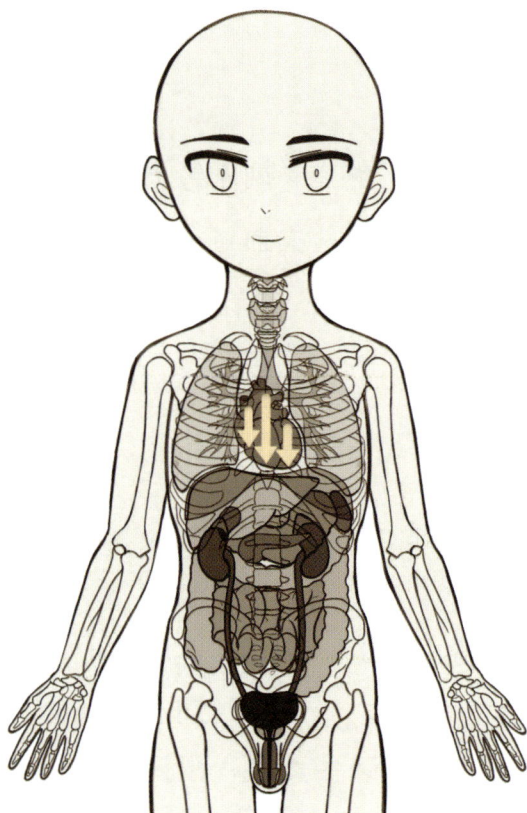

下推心前区

扫码看视频

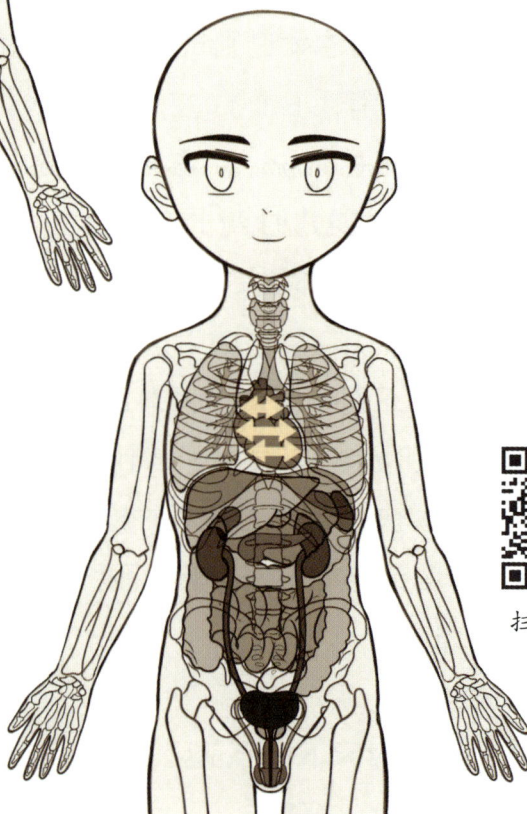

横搓心前区

扫码看视频

推拿促长高

一个人的身高主要由骨骼决定，上半身长短会有差别，但没有双腿差别大，腿长，身高一下就拉开了距离。

孩子能不能长高，影响因素较多。比如，父母的遗传因素，先天精气是否充足，后天脾胃营养受纳、吸收是否良好，睡眠是否充足，运动是否够量等。以上这些情况都没问题，长高的可能性非常大。

如果各方面都做得很好，孩子还是长得慢，只要骨骺还没有闭合，就可以通过推拿助长。推拿可以让孩子的消化功能更好，睡眠质量更佳，让肾经、膀胱经气血更足。肾经、膀胱经负责钙的吸收，增加骨密度等。骨骼发育得好，长起来就快。

强烈推荐的保健手法——搓双腿！趁孩子在生长阶段，天天做，坚持就是赢在起跑线上！

搓脾经（2条）、胃经（2条）、肝经（2条）、胆经（2条）、肾经（2条）、膀胱经（2条）、三焦经（2条）、小肠经（2条）、阳跷脉（1条）、阳维脉（1条）、阴维脉（1条）、阴跷脉（1条），一下调理共计20条经脉，均是从头到腿的大经脉。

"搓腿"会顺经带动活跃头、胸、腹、背、腿、脚的气血，不仅可以促长高，而且对全身都有很好的保健作用。

【保健手法】

（1）容易"上火"体质

两手握住腿向下搓，每条腿搓 15 ～ 20 分钟。

（2）寒凉体质

两手握住腿向上搓，每条腿搓 15 ～ 20 分钟。

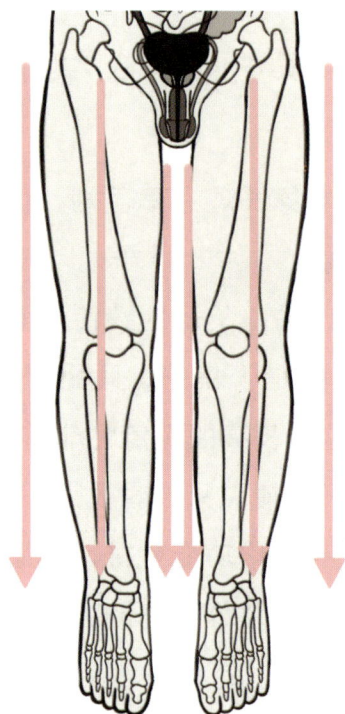

向下搓腿

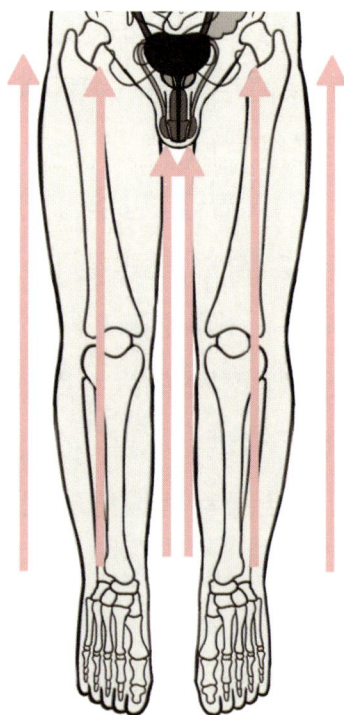

向上搓腿

（3）不知道是什么体质

两手握住腿上下来回搓，每条腿搓 15 ～ 20 分钟。

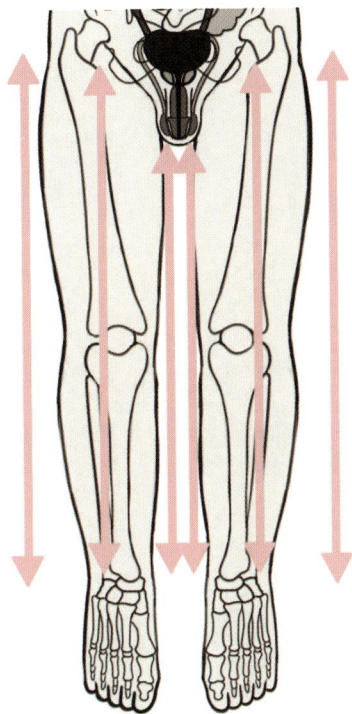

上下来回搓腿

常见问题食物调理篇

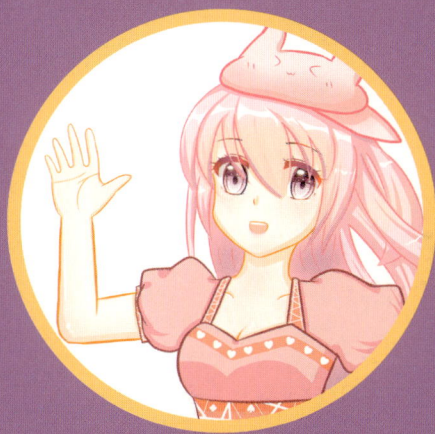

友情提示

本书所述方法用于日常保健调理，未病先防，如需治疗请在医师的指导下进行，遇到紧急情况请及时送医。

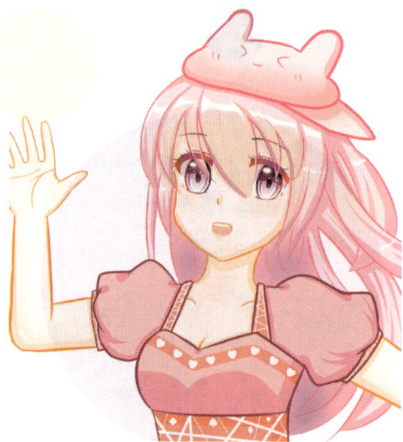

推拿结合食物调理，对保持健康尤为重要。

食物非常重要，它提供生命的能量，不吃饭没法活。食物不仅有能量，还有寒、热、温、凉的属性，对人体可产生不同的作用。所以，学会选择适合自己的食物很重要，过度或不足都会打破人体的气血平衡，疾病就出现了。用对食物，可以把身体调理好，这就是食疗的奇妙所在。

热性体质宜选择寒凉性食物，寒性体质宜选择温热性食物。中性食物，不管是寒性还是热性体质都适合。需要注意的是，体内有热不能选用热性食物或药物，也不能使用热性疗法；体内有寒不能选用寒性食物或药物，也不能使用寒性疗法。

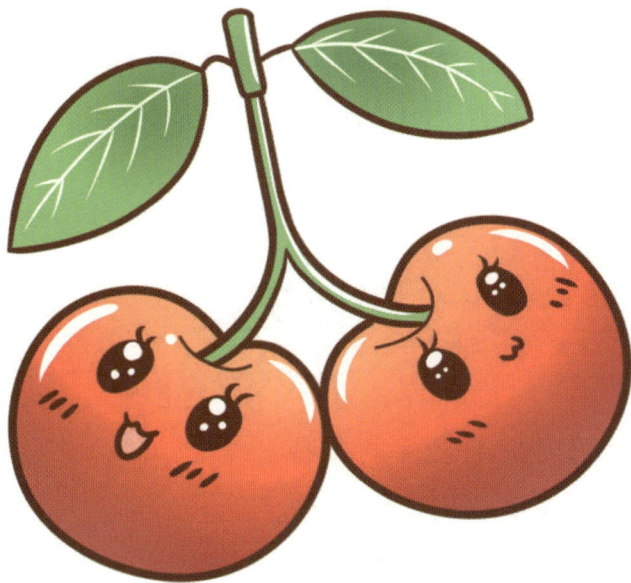

以下这些疾病选用推拿结合食物调理，恢复速度很快。如果你没有时间推拿，选择正确的食物进行调理，也可以起到调节阴阳平衡之功用。在此根据辨证，推荐解决身体常见问题的食疗方和简单易学的经验方。

黄绿眼屎

此问题大多为肝热、心热引起。

方法 1：根据孩子的年龄大小，适量喝菊花水。如果是母乳喂养，妈妈也要喝菊花水。

方法 2：将菊花放入水中烧开后晾凉，待温度适中，取适量轻轻擦眼睛，每日 3 次。

黄 疸

热性体质：取茵陈少量煮水喝，同时用茵陈煮水洗澡。

寒性体质：用白术煮水喝，同时用白术煮水洗澡。

厌奶厌食

热性体质：鸡内金 + 麦芽煮水喝。

寒性体质：鸡内金 + 山楂煮水喝。

不长个儿

热性体质：常用麦芽煮水喝；常吃桑椹；做饭时加入适量黑芝麻同煮。

寒性体质：经常用神曲＋黑芝麻煮饭吃；经常用冬虫夏草煮汤喝。

痛　经

热性体质：用牡丹花煮水喝；菊花煮水代茶饮；常吃黑豆；用益母草煮水喝。

寒性体质：吴茱萸蒸软烂后，用纱布包起来敷肚脐，晚上敷，白天拿下来，根据情况坚持 1 ～ 3 个月；常吃黑枣、红枣、红糖、榴莲、鲫鱼、蚕蛹。

白带过多

热性体质：用金樱子煮粥或煮水喝。

寒性体质：吃山萸肉，或用其煮水喝。

腹　泻

热性体质：取五倍子一把，煮水喝；用苹果煮水喝；用乌梅煮水喝。

寒性体质：用石榴皮煮水喝；白扁豆煮水喝或煮烂做饭吃；用棉花浸满藿香正气液敷肚脐，晚上敷，白天拿下来。

✎ 呕 吐

热性体质：用萝卜或萝卜籽煮水喝。

寒性体质：用丁香花煮水喝；生姜 + 红糖煮水喝；用胡椒做菜吃；适当吃杨梅。

✎ 咳 喘

热性体质：将川贝放入去核的梨中，蒸熟了吃川贝及其周围的梨肉；取浙贝两片，煮汤喝；用南瓜藤煮汤喝；常吃沙果、罗汉果、枇杷、橙子等。

寒性体质：用橘子皮煮水喝；用紫苏做汤喝；用大蒜头煮水喝。

✎ 发 烧

热性体质：取生石膏适量，煮水喝；适当吃瓜类；用大白菜根煮水喝；用桑叶煮汤喝；用绿豆煮汤喝。

寒性体质：用蚕沙煮水喝；生姜 + 大葱白 + 香菜煮水喝；将萝卜叶子捣成泥，以温热为度，用其擦身体，15 分钟擦一次，直到退烧为止。

🖊 积 食

热性体质：取麦芽一大把，煮水喝；生吃萝卜或煮汤喝。

寒性体质：取谷芽一大把，煮水喝；用山楂做汤。

🖊 流口水（脑瘫除外）

热性体质：用乌梅煮水喝；用薏苡仁煮水喝。

寒性体质：用益智仁煮水喝；用诃子煮水喝；用山萸肉煮水喝。

🖊 脚扭伤

热性体质：两小时内冰敷，具体冰敷法详见《一推就好 2：成人篇》第七章"成人常见健康问题调理"中的"乳腺炎"部分；将新鲜的大蓟捣烂后敷患处；用干的大蓟煮烂后敷患处。

寒性体质：患处涂大豆油；扭伤两小时后用温白酒轻轻擦患处，每次 20 分钟，每日 2～3 次。

黑 痣

用 30° 左右的醋精和小麦面粉，和成黏糊状，用牙签蘸少许醋精小心涂于患处，注意不要碰到好的皮肤。第二天干了再点一次醋精，根据痣的大小决定敷几天。一般小痣敷 1 ～ 2 天，大痣敷 3 ～ 5 天，期间患处不能沾水。黑痣收缩、结痂之后掉了就好了。

【注意】大面积的黑痣不适合用此法；眼睛周围的黑痣也不宜操作；掌握不好使用方法的人群不要轻易操作，需请专业人士诊治。

扁平疣／传染性软疣

热性体质：将白矾末弄湿，敷到患处，晚上敷，白天拿下来，直至扁平疣消失为止。

寒性体质：用大蒜切开的平面轻轻擦患处，每次 5 分钟，每天 2 ～ 3 次。

【注意】眼睛周围的疣不宜操作；掌握不好使用方法的人群不要轻易操作，需请专业人士诊治。

尿 床

热性体质：常吃猪膀胱；用芡实做饭吃。
寒性体质：用桑螵蛸煮水喝；用益智仁煮水喝。

🖊 湿 疹

热性体质：经常喝薏米＋红豆水；喝冬瓜汤；绿豆煮水喝；用苦参一把煮水，待温了洗患处（限皮肤没有破溃的湿疹），每日 3 次。

寒性体质：用炉甘石涂患处；用白术一把煮汤喝；用山药煮汤喝。

🖊 多 汗

热性体质：用浮小麦煮水喝。

寒性体质：用五味子煮水喝。

🖊 痤 疮

热性体质：用鸡冠花煮水喝；用黄连粉和香油敷患处（限痤疮没有破溃者），晚上敷，白天拿下来，坚持到痊愈；新鲜的马齿苋洗净，捣烂后敷患处（限痤疮没有破溃者），只在晚上敷。

寒性体质：用新鲜的姜片贴患处（限痤疮没有破溃者），天天坚持，直到痤疮消退；经常吃新鲜的无花果。

🖊 睡眠不好

热性体质：用桑椹做饭吃，或泡茶喝，或直接食用；常吃生蚝；用酸枣仁煮水喝；用莲藕煮汤喝。

寒性体质：用干莲子（且是去心的）煮饭吃（新鲜的莲子尤其是带心的偏寒凉，不要吃）；常吃桂圆；做汤时适当加醋。

🖊 缺 钙

热性体质：用芝麻做饭吃；喝牛奶；常吃紫菜、海带、黑豆。

寒性体质：用芝麻做饭吃；用虾皮做菜吃；喝羊奶；吃芥菜。

附：常用食谱

平日里"上火"的食谱太多了，不"上火"的食谱很多人不会做，不知道吃什么，在此本人专门为易"上火"人群（如实热或阴虚体质者）编写部分食谱，没有提到的食物大家可以根据《一推就好 2：成人篇》附录中的"常见食物属性表"，自己搭配着做，经常换着吃比较好。

【粥类】

1. 桑椹黑枸杞黑芝麻大米健肾益智粥

2. 百合麦冬大米润肺粥

3. 红豆红皮花生大米补心血粥

4. 赤芍白芍大米补肝血粥

5. 薏米冬瓜大米祛湿热粥

6. 小米滋阴养胃粥

7. 玉米明目粥

8. 红薯通便粥

【 蛋类 】

1. 鸭蛋汤

2. 乌鸡蛋汤

3. 鸽子蛋汤

4. 鹌鹑蛋汤

5. 酱蒸鸭蛋羹

6. 酱蒸乌鸡蛋羹

【 米 / 面 / 豆类 】

1. 红豆 / 绿豆 / 黑豆 / 小米 / 玉米，任意一种或几种跟大米一起做干饭。

2. 荞麦面 / 玉米面 / 大麦面 / 青稞面 / 黑麦面，任意一种或几种跟小麦面粉混合做成包子、面条、馒头、面片、饺子皮。

3. 大米发糕

4. 米粉

【 奶类 】

1. 牛奶

2. 骆驼奶

3. 马奶

4. 不热的母乳

【 蔬菜类 】

1. 清炒绿豆芽

2. 清炖土豆丝

3. 西红柿炒乌鸡蛋

4. 猪肉片炖白菜豆腐

5. 炒油麦菜

6. 芹菜炒土豆丝

7. 蘑菇炒肉

8. 卷心菜炖粉条

9. 炒茼蒿

10. 莴笋肉片

11. 炒上海青

12. 茄子粉条炖土豆

13. 糖醋白菜片

14. 凉拌麻酱黄瓜

15. 凉拌煮花生

16. 凉拌黑豆豆腐

17. 肉片炒秋葵

18. 白灼生菜

19. 苦瓜炒鸭蛋或乌鸡蛋

20. 清炒冬笋肉片

21. 清炒空心菜

22. 地瓜叶炒肉片

23. 清炒南瓜叶

24. 清炒豆苗

25. 清炒丝瓜

26. 清炒西兰花

27. 清炒荷兰豆

28. 清炒菠菜

29. 油菜香菇土豆煲

30. 菜花炖粉条

31. 清炒橄榄

32. 清炒枸杞叶

33. 清炒菜心

34. 清炒豇豆

35. 清炒苋菜

36. 清炒丝瓜

37. 清炒葫芦

38. 清炒角瓜

39. 清炒油菜

40. 蘑菇炖土豆

41. 清炒茭白

42. 清炒空心菜

43. 凉拌马兰头

44. 糖醋萝卜

45. 冬笋炒肉片

【河鲜 / 海鲜类】

1. 清炖老板鱼

2. 酸菜黑鱼片

3. 清蒸桂鱼

4. 炒花蛤

5. 炒老蛏

6. 清蒸生蚝

7. 酱炖龙利鱼

8. 酱炖罗非鱼

9. 清蒸八爪鱼

10. 清蒸平鱼

【肉类】

1. 香菇焖酱鸭

2. 枸杞焖乌鸡

3. 红烧排骨

4. 土豆酱驴肉

5. 红焖马肉海带丝

6. 红烧兔肉粉丝

【汤类】

1. 萝卜丝汤

2. 菠菜汤

3. 小白菜石膏豆腐汤

4. 紫菜汤

5. 银耳雪梨汤

附篇

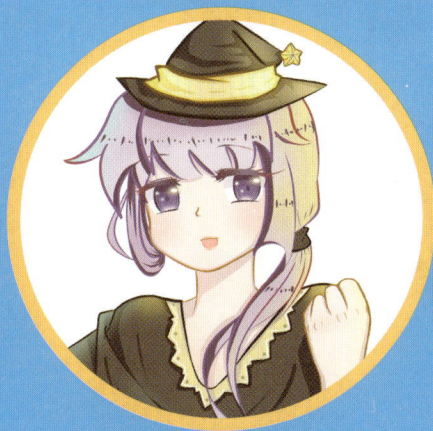

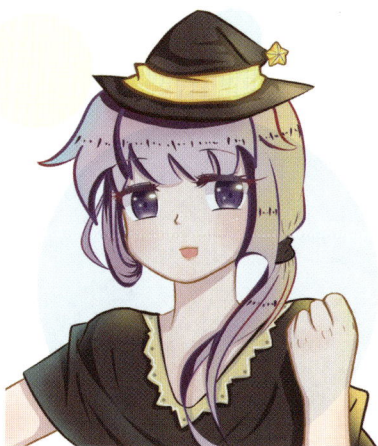

友情提示

本书所述方法用于日常保健调理，未病先防，如需治疗请在医师的指导下进行，遇到紧急情况请及时送医。

✎ 常见食物属性表

　　根据体质选择适合自己的食物，才会吃出健康。体质热者，选择偏寒凉或中性的食物；体质寒者，选择偏温热或中性的食物。

　　本人将粮食类、蔬菜类、动物类、水果类、干果类、调味品、饮品、入药食物等常见食物的属性按温热、寒凉、中性进行了区分，详见《一推就好2：成人篇》附录中的"常见食物属性表"。

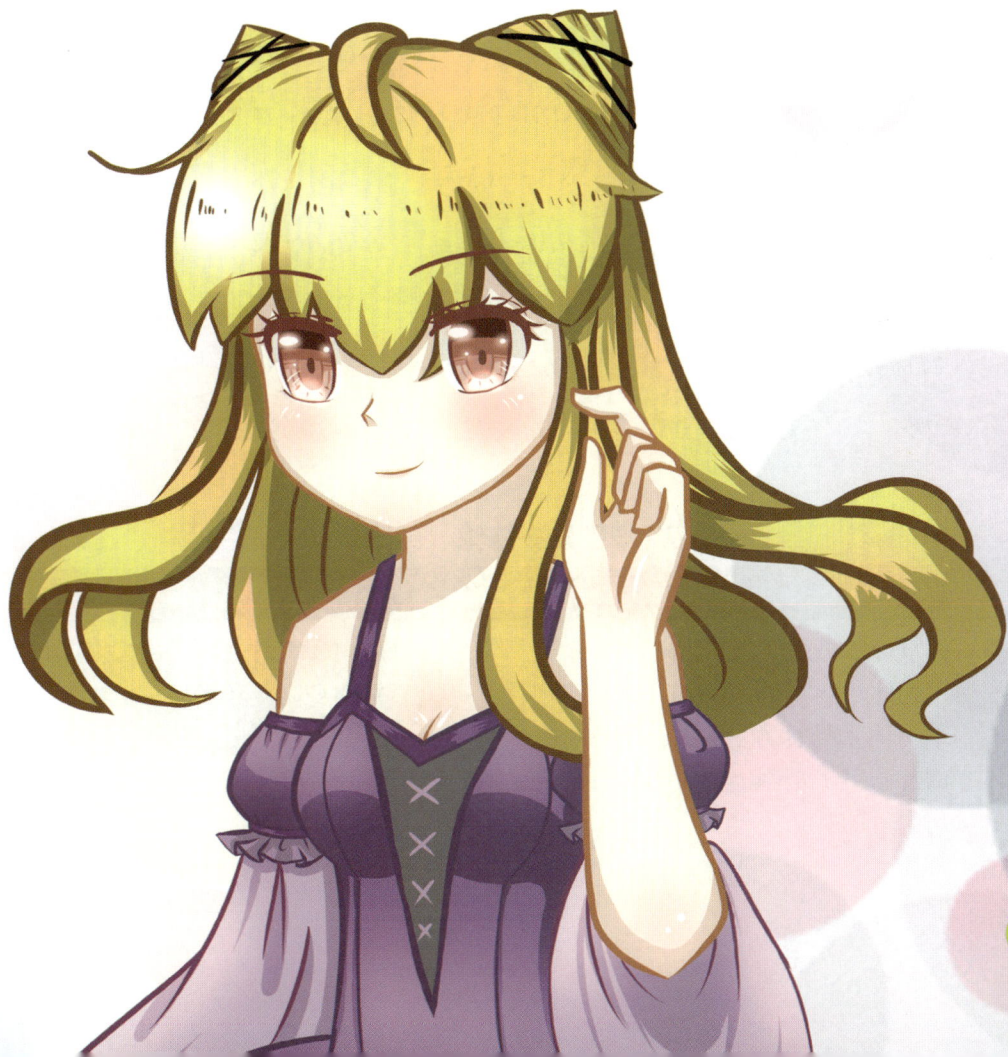

📝 宝宝出生后到 12 岁体重、身高表

宝宝出生后到2岁体重、身高表

年龄	男宝体重（kg）	女宝体重（kg）	男宝身高（cm）	女宝身高（cm）
1月	2.9～3.8	2.7～3.6	48.2～52.8	47.7～52.0
2月	4.3～6.0	4.0～5.4	55.5～60.7	54.4～59.2
3月	5.0～6.9	4.7～6.2	58.5～63.7	57.1～59.5
4月	5.7～7.6	5.3～6.9	61.0～66.4	59.4～64.5
5月	6.3～8.2	5.8～7.5	63.2～68.6	61.5～66.7
6月	6.9～8.8	6.3～8.1	65.1～70.5	63.3～68.6
8月	7.8～9.8	7.2～9.1	68.3～73.6	66.4～71.8
10月	8.6～10.6	7.9～9.9	71.0～76.3	69.0～74.5
12月	9.1～11.3	8.5～10.6	73.4～78.8	71.5～77.1
15月	9.8～12.0	9.1～11.3	76.6～82.3	74.8～80.7
18月	10.3～12.7	9.7～12.0	79.4～85.4	77.9～84.0
21月	10.8～13.3	10.2～12.6	81.9～88.4	80.6～87.0
2岁	11.2～14.0	10.6～13.2	84.3～91.0	83.3～89.8

宝宝2岁到12岁体重、身高计算方法

体重（kg）	身高（cm）
体重计算方法（2～12岁）： 平均体重＝年龄×2＋8 平均体重计算方法：5个月是刚出生时的2倍；1岁是刚出生时的3倍；2岁是刚出生时的4倍	身高计算方法（2～12岁）： 平均身高＝年龄×5＋80

宝宝头围表 *

宝宝头围表（男宝）

年龄	新生儿	30天	60天	90天	120天	150天	180天	240天	300天	360天	540天
头围（cm）	31.9~36.8	34.8~39.2	36.9~41.3	38.3~42.7	39.4~43.9	40.3~44.9	41.1~45.7	42.4~47.0	43.2~47.9	43.8~48.6	45.1~49.8

宝宝头围表（女宝）

年龄	新生儿	30天	60天	90天	120天	150天	180天	240天	300天	360天	540天
头围（cm）	31.5~36.3	34.2~38.5	36.2~40.3	37.5~41.6	38.5~42.7	39.3~43.7	40.0~44.5	41.2~45.8	42.1~46.8	42.8~47.5	44.1~48.8

＊注：本表格数据来源于《7岁以下儿童生长标准》（WS/T 423-2022）。

📝 宝宝出生后意识、动作、语言发育参照表

宝宝出生后意识、动作、语言发育参照表

1个月	会哭；胳膊会动，腿会蹬，无意识动作；对声音有反应
2个月	逗他会笑，会发声；眼睛会跟着物品移动，可以主动注视物体，会找声音；抱起来能竖头，趴着也能抬头；认识妈妈了
3个月	自己咿咿呀呀讲话；手可以握住递给他的东西；时常看自己的手，有的会吃手；头转动灵活；会翻身了；会伸手让抱
4个月	有意识哭或笑；很活泼；看见奶瓶很高兴；手主动拿玩具等；趴着可以抬起前胸；没人陪伴会喊人了；扶着会坐、会蹦跳；扶着站会迈步
5个月	偶尔发出单字音；能分清楚家人的声音；对颜色比较敏感；跟大人互动得很开心；可以两只手分别抓住物体；扳脚、吃自己的脚；扶着腋下会蹦跳，站得很稳；会自己抱奶瓶喝奶了
6个月	会不停地无意识说"叭叭叭"等；能很好地摇动玩具；拇指、食指拿捏东西，可以独立坐着；认生，害怕陌生人
7个月	会不停地无意识说"嘛嘛嘛"等；可以很好地玩玩具；开始长牙了；会无意识地喊"爸爸、妈妈"等；玩捉迷藏眼睛会找人了；会用哭有意识地表达喜怒
8个月	会跟着学说单字；会拍手表达高兴；双手握力比较好，扶着栏杆能站起来；会爬了；个别的宝宝会走
9个月	会有意识地说单字；精细动作好，会拿捏很小的东西；知道哪里是自己的眼睛、鼻子、嘴等；会再见的动作，明白常见的指令；会模仿大人的动作；想练习独立站
10个月	会有意识地叫爸爸妈妈了，会说两个字；能独立站一会儿；推着车子、扶着可以走了
11～12个月	可以自己拿勺子吃饭；会看书，会走路；能弯腰捡东西；会说几个字；会叫物品简单名字；穿衣有合作

15个月	能说词组了；走路很好，可以蹲着玩耍；能插或搭简单积木；能明确表达意愿；能叫出家里人的名字
18个月	能说句子，很好背诵；白天知道主动大小便；自己独立上下楼梯；会做扔球等运动
2岁	会唱歌，数数，认色；会很好地理解故事情节；能跑了；知道摆放物品，也知道物品是谁的
3岁	会涂色，会描画；会自己讲故事；会骑三轮车；会洗手、洗脸、穿衣服、穿鞋；会自己上厕所、擦屁屁了；善于表演
4岁	会自己玩滑梯，荡秋千；会画画，认字；会想象搭积木；喜欢新鲜事物，好发问；能讲述一天中发生的事情，吃的什么东西，知道自己想吃什么
5岁	会写字，会算题；会系鞋带；会判断行为对错；会做手工；会参与劳动
6岁	中午不睡午觉了，准备入小学；能坐住，注意力集中；运动量增加；胃肠功能提高；自尊心强

📝 穴方汇总表

本书穴方汇总表（356～390号）

【穴方356】	泻肾水7分钟，小天心7分钟，每日重复操作，连续推2次
【穴方357】	上三关7分钟，补脾土7分钟，每日重复操作，连续推2次
【穴方358】	二人上马10分钟，泻肾水10分钟，每日重复操作，连续推2次
【穴方359】	补肾水12分钟，上三关10分钟，每日重复操作，连续推2次
【穴方360】	下六腑7分钟，泻新天河水7分钟，每日重复操作，连续推2～4次
【穴方361】	外劳宫10分钟，补脾土10分钟，每日重复操作，连续推2～3次
【穴方362】	逆运内八卦10分钟，泻肺金7分钟，每日重复操作，连续推2～3次
【穴方363】	补肺金7分钟，顺运内八卦7分钟，每日重复操作，连续推2～3次
【穴方364】	精宁10分钟，肾纹10分钟，每日重复操作，连续推2～3次
【穴方365】	补小肠10分钟，二人上马5分钟，每日重复操作，连续推2～3次
【穴方366】	泻新天河水10分钟，二人上马10分钟，每日重复操作，连续推2次
【穴方367】	补脾土10分钟，补小肠10分钟，每日重复操作，连续推2次
【穴方368】	泻新四横纹7分钟，合谷10分钟，每日重复操作，连续推2～3次
【穴方369】	补新板门10分钟，外劳宫10分钟，每日重复操作，连续推2～3次
【穴方370】	小天心7分钟，泻肾水10分钟，每日重复操作，连续推2次
【穴方371】	补脾土8分钟，上三关8分钟，每日重复操作，连续推2次
【穴方372】	涂上润滑剂，在患侧胸锁乳突肌处上下来回按揉15分钟，每日早、中、晚各1次。或在患处肌肉上逐段按揉，每一段按揉15分钟，每日早、中、晚各1次
【穴方373】	一只手按住患处肩膀，另一只手按住患侧头部，向健侧牵拉锻炼胸锁乳突肌，每次牵拉到让健侧耳垂碰到健侧肩膀为度，拉一下持续停留3秒，再放松，恢复到牵拉前的位置，接着再牵拉持续3秒，再回位，这样反复牵拉15分钟，每日早、中、晚各1次

续表

【穴方374】	一只手按住患处肩膀，另一只手按住头部，使下颌转向患侧，脸跟肩在同一个方向，转一下持续停留3秒，再放松，恢复到转动前的位置，接着再转动持续3秒，再回位，这样反复转动15分钟，每日早、中、晚各1次
【穴方375】	泻新板门10分钟，下六腑7分钟，每日重复操作，连续推2次
【穴方376】	补肺金10分钟，补脾土7分钟，每日重复操作，连续推2次
【穴方377】	泻新四横纹10分钟，泻肾水10分钟，每日重复操作，连续推2次
【穴方378】	补肺金10分钟，补肾水10分钟，每日重复操作，连续推2次
【穴方379】	逆运内八卦15分钟，下六腑5分钟，每日重复操作，连续推2次
【穴方380】	顺运内八卦10分钟，补新板门10分钟，每日重复操作，连续推2次
【穴方381】	下六腑10分钟，二扇门10分钟，每日重复操作，连续推2~3次
【穴方382】	一窝风10分钟，上三关10分钟，每日重复操作，连续推2~3次
【穴方383】	逆运内八卦10分钟，泻新四横纹10分钟，每日重复操作，连续推2次
【穴方384】	双补新四横纹7分钟，补脾土10分钟，每日重复操作，连续推2次
【穴方385】	泻大肠10分钟，泻小肠15分钟，每日重复操作，连续推2~4次
【穴方386】	顺运内八卦10分钟，补脾土10分钟，每日重复操作，连续推2次
【穴方387】	逆运内八卦10分钟，合谷10分钟，每日重复操作，连续推2次
【穴方388】	外劳宫10分钟，顺运内八卦10分钟，每日重复操作，连续推2次
【穴方389】	下六腑10分钟，新肾顶10分钟，每日重复操作，连续推2次
【穴方390】	补肺金10分钟，新肾顶10分钟，每日重复操作，连续推2次
【穴方391】	泻三焦10分钟，下六腑10分钟，每日重复操作3~6次
【穴方392】	补三焦10分钟，补脾土10分钟，每日重复操作3~5遍
【穴方393】	下三关10分钟，泻肾水15分钟，每日反复推3~5遍
【穴方394】	上六腑10分钟，补肾水15分钟，每日反复推3~5遍

续表

【穴方395】	泻肾水10分钟，泻新天河水10分钟，每日反复推3～5遍
【穴方396】	补肾水10分钟，补三焦10分钟，每日反复推3～5遍
【穴方397】	下六腑10分钟，泻肾水10分钟，每日反复推3～5遍
【穴方398】	上六腑10分钟，上三关10分钟，每日反复推3～5遍
【穴方399】	泻肾水15分钟，泻三焦10分钟，每日反复推3～5遍
【穴方400】	补三焦10分钟，外劳宫10分钟，每日反复推3～5遍
【穴方401】	泻肝木10分钟，泻心火10分钟，每日反复推3～5遍
【穴方402】	补心火10分钟，补肾水10分钟，每日反复推3～5遍
【穴方403】	自己或家人用手指压舌根后部让其呕吐，咽部异物就会松动，随之被吐出来，呼吸道不被堵塞就好了
【穴方404】	用海姆立克法。大点的孩子（或大人）咽喉被异物卡住，施术者站在孩子身后，让其身体前倾，施术者拳头放在孩子的肚脐上方一点，用力向上向后顶其腹部，速度可以快一点；如果是很小的宝宝咽喉被卡住，大人用身体顶住宝宝的屁股，也是用拳头顶宝宝的腹部，利用腹压把其肺部气体压出来，把异物顶出来，宝宝如果没有不适就好了，如果还有哭闹等不适，要带去医院检查一下身体
【穴方405】	睡前平躺着下推左侧脾胃区15～30分钟，天天坚持做
【穴方406】	每天晚上睡前横搓左侧脾胃区15～30分钟，可以直接接触皮肤操作，或隔着一层衣服操作，以舒服为度
【穴方407】	双补脾土和双补新板门穴10分钟
【穴方408】	睡前平躺着下推前胸肺部或下推后背肺部15～30分钟
【穴方409】	分推或横搓前胸后背15～30分钟
【穴方410】	每天双补肺金穴10分钟
【穴方411】	俯卧位，下推后腰部肾区15～30分钟；或仰卧位，下推胸腹中部的肾经15～30分钟
【穴方412】	上推胸腹中部的肾经，站着、坐着、躺着都能做

续表

【穴方413】	横搓肾区15～30分钟；或仰卧位，上下来回推胸腹中部的肾经15～30分钟
【穴方414】	每天双补肾水穴10分钟
【穴方415】	每天下推右侧肝胆区15～30分钟
【穴方416】	每天横搓右侧肝胆区15～30分钟
【穴方417】	每天双补肝木穴10分钟
【穴方418】	每天下推心前区15～30分钟
【穴方419】	每天横搓心前区15～30分钟
【穴方420】	每天双补心火穴10分钟